Angst und Geborgenheit

erzählen und verstehen

Kinder begleiten
in Schule, Gemeinde
und Familie

Herausgegeben von
Dietrich Steinwede und Ingrid Ryssel

Kreativteil und graphische Gestaltung:
Doris Westheuser

Gütersloher Verlagshaus

Die Deutsche Bibliothek – CIP-Einheitsaufnahme

Religion – spielen und erzählen :
Kinder begleiten in Schule, Gemeinde und Familie /
graph. Gestaltung: Doris Westheuser. –
Gütersloh : Gütersloher Verl.-Haus.

7. Angst und Geborgenheit – erzählen und verstehen. – 2000

Angst und Geborgenheit – erzählen und verstehen:
Kinder begleiten in Schule, Gemeinde und Familie /
hrsg. von Dietrich Steinwede und Ingrid Ryssel.
Graph. Gestaltung: Doris Westheuser. –
Gütersloh : Gütersloher Verl.-Haus, 2000
(Religion – spielen und erzählen ; 7)
ISBN 3-579-02243-1

Hinweis zur neuen Rechtschreibung:
Teil 1: Geschichten: Hier handelt es sich ausschließlich um Lizenztexte von Autorinnen, Autoren und Verlagen, auf die wir bezüglich der neuen Rechtschreibung keinen Einfluß haben.
Teil 2: Kreatives: In diesem Teil wurde die neue Rechtschreibung angewandt.

ISBN 3-579-02243-1

Umschlaggestaltung: Doris Westheuser, Versmold.
Satz und Reproduktionen: Götz, Gütersloh und Weserdruckerei Rolf Oesselmann GmbH, Stolzenau
Druck und Bindung: Kunst- und Werbedruck GmbH & Co KG, Bad Oeynhausen
Printed in Germany

Vorwort

Höre, Gott, mein Schreien,
denn mein Herz ist in Angst.
Psalm 61,2-3

Fürwahr, meine Seele ist still
wie ein kleines Kind bei seiner Mutter.
Psalm 131,2

›Angst ist wie eine dunkle Wolke, wie ein Kloß im Hals, wie etwas, das mich packt und schaudern und zittern macht‹ - so sagen Kinder.
Angst erscheint als Bedrohung und Gefährdung (Alleinsein im Dunkeln, Abwesenheit der Eltern, Gespenster, Gewitter, Unterlegenheit, Prestigeverlust), als *Furcht* vor einem identifizierbaren Objekt und *Angst im eigentlichen Sinne* (Entborgensein, Ausgeliefertsein an Ungreifbares, Unheimliches, an Not, Tod, Krieg).
Die Auseinandersetzung mit modellhaft eingebrachten Einzelsituationen in Geschichten, Gedichten und kreativen Beispielen kann Kindern zeigen, daß Fremdhilfe und eigene Tat Angst gelegentlich zu besiegen vermögen, daß Vertrauen und Geborgenheit helfende Dispositionen zum besseren Umgehen mit eigenen Ängsten bieten können, auch wenn Ängste in der Regel nicht einfach hinwegzudisputieren sind.

Die Texte dieses Heftes zeigen viele Aspekte auf: Die Geschichte ›Zusammen‹ verdeutlicht den wichtigen Unterschied zwischen Furcht und Angst. ›Omas Ängste‹ belegen, daß auch mäßig genossener Alkohol als ›Seelenwärmer‹ gegen mancherlei Angst (auf Zeit) wirken kann. In ›Das Weihnachtsgedicht‹ erzählt Susanne Kilian eindringlich von den Ängsten eines Kindes, das unter dem Psychodruck der Familie Jahr für Jahr beim Aufsagen desselben Gedichtes versagt. Strafandrohung bei schlechter Note, Weglaufen, Angst im Dunkeln draußen allein ist die Thematik von Susanne Kilians ›Angst‹. Übermächtige, alles hinwegschwemmende, unerklärliche Schulangst beschreibt Gisela Schütz in ›Ich geh heut nicht‹. Und wieder, höchst verdichtet, von Susanne Kilian (neben Gina Ruck-Pauquèt die herausragende Autorin von Texten dieses Heftes) die Elementarangst als Angst vor dem Untergang dieser Welt (Atomunfall, Atomkrieg) in ›Wissen und Vergessen‹.

In ›Mitten im Frieden‹ zeigt Rolf Krenzer, daß auch Panzer im Manöver bei Kindern tiefste Ängste hervorrufen können. Ur-Schrecken im wirklichen Krieg, irrsinnige Angst zeichnet Hans Peter Richter in dem Erzählausschnitt ›Im Krieg‹. Todesangst auch bei Michel, dem jüdischen Jungen des Warschauer Gettos, vor den – barmherzigen – Soldaten der deutschen Streife, die ihn beim Schmuggeln erwischten (›Mach mich klein wie eine Maus‹). Tödliche Angst ebenso unter einer Diktatur, wo niemand vor Denunziation und willkürlicher Freiheitsberaubung sicher ist (›In einem solchen Land‹). Und: Es gibt die quälende Angst vor dem Riesenauge Gottes, das alles sieht, das dem Kinde überallhin folgt (›Gottes Augen‹).

Aber: Da sind auch die Strategien gegen die Angst: Hannes zeigt, dass mehr Mut dazu gehören kann, vor der Klasse seine Angst zu bekennen, als den Kopfsprung vom Dreimeterbrett zu wagen (›Der Sprung‹). Im Gegensatz zu den Eltern nimmt die Großmutter die Fantasieängste des Kindes ernst und vermag ihm durch energisches Handeln zu helfen (›Die bösen Tiere‹). Durch eigene entschiedene Tat befreit sich ein Junge von dem Objekt seiner angsterzeugenden Fantasie (›Der Nachtvogel‹). Angehörige können hilfreiche Ratschläge geben (›Durch die Angst hindurchgehen‹). Ein Kind stellt sich einfach Schlimmeres vor als den augenblicklichen Gegenstand der Angst (›Wenn ich Angst habe‹). Geborgenheit im eigenen Haus (›Hausspruch‹), wie Geborgenheit im Haus der Welt, nämlich bei den Kindern allüberall, die friedlich schlummernd im Arm der Mutter ruhen (›Alle Kinder schlafen‹), ist eine wirksame Gegenemotion.

Man kann die Angst besiegen, indem man sich gemeinsam fürchtet (›Der Spuk‹). Man kann sie einfach weglachen (Gedicht: ›Mitten in der Nacht‹).

Vorwort

Dieses Gedicht ist auch, ebenso wie Mira Lobes ›Vati und ich‹ getragen von der Geborgenheit durch die Nähe eines liebenden Erwachsenen. Dasselbe gilt für Gina Ruck-Pauquèts hinreissende Kurzgeschichte ›Migi und Opa‹, in der Großvater und Enkel sich alles teilen, auch die Sparsamkeit. Sie sind ein Herz und eine Seele. Das macht stark gegen jegliche Angst.

Und Jesus? Und Gott?
Der stotternde Stefan hat den Tagtraum, Jesus wäre mitten unter den Menschen von heute – bei ihm; er schenke ihm Freundschaft und Nähe und Hilfe gegen den schmerzhaft-beängstigenden Spott seiner Klassenkameraden (›Komm!‹). Und ein nahezu unmerkliches Spüren der Nähe Gottes in tiefster Stille vermag geheimnisvoll letzte Geborgenheit zu schenken (›Wenn er mich berührt ...‹).
Da klingt er auf, der schönste und dichteste Satz aller Texte, ganz elementar: ›Hab keine Angst, ich bin bei dir!‹

Dietrich Steinwede

Inhalt

Geschichten

Kreatives

Empfehlung:
Zur leichteren Bearbeitung für die Kinder sollten die Kopiervorlagen der Arbeitsblätter auf etwa DIN A4 vergrößert werden.

Quellenhinweise

Seite 7	**Zusammen** *Dolf Verroen*	© by Dolf Verroen
Seite 7	**Omas Ängste** *Peter Härtling*	Aus: Peter Härtling: Oma, Beltz & Gelberg, Weinheim 1975.
Seite 9	**Das Weihnachtsgedicht** *Susanne Kilian*	Aus: Susanne Kilian: Kinderkram (Gulliver Taschenbuch), Beltz & Gelberg, Weinheim 1987.
Seite 10	**Angst** *Susanne Kilian*	Aus: Susanne Kilian: Kinderkram (Gulliver Taschenbuch), Beltz & Gelberg, Weinheim 1987.
Seite 12	**Ich geh' heut nicht** *Gisela Schütz*	Aus: Steinwede/Ruprecht: Vorlesebuch Religion 3, © Verlag Ernst Kaufmann, Lahr/Vandenhoeck & Ruprecht, Göttingen/Patmos Verlag, Düsseldorf /Theologischer Verlag, Zürich.
Seite 13	**Wissen und Vergessen** *Susanne Kilian*	Aus: Susanne Kilian: Kinderkram (Gulliver Taschenbuch), Beltz & Gelberg, Weinheim 1987.
Seite 14	**Mitten im Frieden** *Rolf Krenzer*	© by Rolf Krenzer.
Seite 15	**Im Krieg** *Hans Peter Richter*	Aus: Hans Peter Richter: Die Zeit der jungen Soldaten; © by Leonore Richter-Stiehl.
Seite 16	**Mach mich klein wie eine Maus** *Winfried Bruckner*	Quelle leider unbekannt.
Seite 18	**In einem solchen Land** *Ursula Wölfel*	Aus: Ursula Wölfel: Die grauen und die grünen Felder, Anrich Verlag, Weinheim 1970, © by Verlagsgruppe Beltz & Gelberg, Weinheim.
Seite 20	**Gottes Augen** *Susanne Kilian*	Aus: Susanne Kilian: Kinderkram (Gulliver Taschenbuch), Beltz & Gelberg, Weinheim 1987.
Seite 21	**Der Sprung** *Gunter Preuss*	© by Gunter Preuss.
Seite 22	**Die bösen Tiere** *Gina Ruck-Pauquèt*	© by Gina Ruck-Pauquèt.
Seite 23	**Der Nachtvogel** *Ursula Wölfel*	Aus: Ursula Wölfel: Die grauen und die grünen Felder, Anrich Verlag, Weinheim 1970, © by Verlagsgruppe Beltz & Gelberg, Weinheim.
Seite 24	**Durch die Angst hindurchgehen** *Paul Maar*	© by Verlag Friedrich Oetinger, Hamburg.
Seite 25	**Wenn ich Angst habe** *Roswitha Fröhlich*	Aus: Roswitha Fröhlich: Na hör mal!, Ravensburg 1980; © by Roswitha Fröhlich.
Seite 25	**Hausspruch** *Gina Ruck-Pauquèt*	© by Gina Ruck-Pauquèt.
Seite 26	**Alle Kinder schlafen** *Margret W. Brown*	Quelle leider unbekannt.
Seite 27	**Mitten in der Nacht** *Rolf Krenzer*	Aus: Rolf Krenzer: Freue dich auf jeden Tag, Echter Verlag, 2. Aufl., Würzburg 1998.
Seite 27	**Vati und ich** *Mira Lobe*	© by Claudia Lobe-Jaaz.
Seite 28	**Migi und Opa** *Gina Ruck-Pauquèt*	© by Gina Ruck-Pauquèt.
Seite 29	**Der Spuk** *Gina Ruck-Pauquèt*	© by Gina Ruck-Pauquèt.
Seite 30	**Komm!** *Gudrun Pausewang*	Aus: Rolf Krenzer (Hg.): Komm, wir gehen Hand in Hand, Limburg/Lahn 1987; © by Gudrun Pausewang.
Seite 30	**Wenn er mich berührt** *Rainer Hohmann*	Aus: Rolf Krenzer (Hg.): Komm, wir gehen Hand in Hand, Limburg/Lahn 1987; © by Rainer Hohmann.

Fotos:	Seite 34	© Martina Hengesbach, Herderstr. 48, 44147 Dortmund
	Seite 46	© Doris Westheuser, Versmold
	Seite 47	© Frank Ryssel, Hannover

Für freundlich erteilte Abdruckgenehmigungen danken wir allen Autorinnen, Autoren und Verlagen.

Inhalt: *King stellt fest: Auch meine Oma hat Angst. Aber sie hat Angst vor etwas Bestimmtem (Furcht). King hat Angst vor dem Unheimlichen, Unfassbaren, vor widerlichen Sachen, vor Dingen, die es eigentlich gar nicht gibt (wirkliche Angst). Doch Oma und King helfen sich gegenseitig. Zusammen trauen sie sich.*

Helfen

Miteinander

Sich trauen

Zusammen

von Dolf Verroen

King hat Angst im Dunkeln. Abends traut er sich nicht allein auf den Dachboden. Und nun muss er. Denn Oma ist da. Sie schläft in der Dachkammer. Und King soll ihr ein Taschentuch holen.
Aber King traut sich nicht. Und darum sagt er »Da geh ich aber nicht hin. Geh doch selber hin!« »Ich will schon«, sagt Oma. »Aber ich trau mich nicht. Ich habe Angst im Dunkeln.« Wie komisch: Eine alte Oma, die Angst hat!
Ob sie dann zusammen gehen wollen? Das machen sie. Sie gehen ganz vorsichtig nach oben. King muss Oma helfen. Denn Oma kann nicht so gut sehen. Endlich sind sie oben. Oma knipst das Licht an. »So, jetzt kann ich wieder richtig sehen«, sagt sie froh. »Im Dunkeln habe ich Angst, dass ich hinfalle.
Wovor hast *du* Angst, King?« King antwortet nicht. Denn eigentlich weiß er es nicht. Er hat keine Angst, dass er im Dunkeln hinfällt. Oder irgendwo gegen läuft. Er hat Angst vor widerlichen Sachen. Vor Sachen, die es eigentlich nicht gibt.
»Und ich habe Angst vor Sachen, die es sehr wohl gibt«, sagt Oma lachend. »Zusammen trauen wir uns schon. Und vielleicht«, sagt Oma, »traust du dich morgen sogar allein. Oder übermorgen.«
Vielleicht! Aber das kann man jetzt noch nicht wissen.

Inhalt: *Der vielschichtige Text erzählt von einer Oma, die gegen die Angst trinkt. Aber warum? Der Enkel Kalle findet es heraus: Sie hat Zukunftsängste. Sie hat Angst, dass sie wie früher schon einmal (Inflation 1923) all ihr Erspartes verliert. Sie erinnert sich voller Angst der Arbeitslosigkeit ihres Vaters 1931. Das könnte wieder geschehen. Sie hat Angst vor einer Mieterhöhung. Sie hat Angst, ernstlich krank zu werden. Sie hat Angst um Kalle, daß ihm etwas zustoßen könne. Kalle beginnt zu verstehen, dass Oma ihre Seele wärmen muss, wenn die Ängste sie überkommen.*

Alkohol

Aussichts-losigkeit

Inflation

Krankheit

Mieterhöhung

Vergangenheit

Omas Ängste

von Peter Härtling

Nicht dass Oma säuft. Das tut sie nicht. Aber sie hat in der Vitrine eine Flasche Korn stehen, die, wenn Kalle nachschaut, Tag für Tag um einen Strich leerer wird. Als Kalle Oma zum ersten Mal fragte, kriegte sie einen Wutanfall: »Schnüffeln gibt's nicht, Kalle! Außerdem, was heißt schon saufen? Ein Schlückchen am Tag.« Dann murmelte sie: »Oder zweimal zweie.« Kalle wollte auch gar nicht behaupten, dass sie saufe, er hatte sie nie betrunken gesehen, wie es manchmal die Männer im Hause waren oder die alte Frau Lederer

Alltägliche Ängste

Trunkenheit

Verlust

Zukunftsängste

aus dem Dachstock. Ihn interessierte nur, weshalb sie es vor ihm verbarg. Darum fragte er auch: »Warum versteckst du die Flasche?«
Oma setzte sich aufs Sofa. Er musste sich ebenfalls setzen, obwohl er dazu gar keine Lust hatte, aber er hoffte, sie würde vielleicht eine Geschichte von früher erzählen, die er noch nicht kannte.

Es begann auch wie eine Geschichte: »Dein Opa, Kalle, hat manchmal ganz schön gepichelt. Er ist hin und wieder nach Hause gekommen, ich kann dir sagen, auf allen Vieren, und damals schwor ich mir, das Zeug nie anzurühren. Selbst wenn wir eingeladen waren oder wenn wir feierten, trank ich kaum was. Jetzt ist es anders. Das geschah ganz einfach: Am Tag, an dem der Opa gestorben war, lief ich in der Wohnung herum, wollte Ordnung machen, brachte aber alles eher durcheinander. Da fand ich in seinem Nachttisch zwei Schnapsflaschen, und mich überkam in aller Trauer der Zorn. Ich schraubte eine auf und trank, so als wäre es gegen den toten Opa gerichtet, einen großen Schluck. Und weißt du was, Kalle? Es tat gut. Ich sagte mir, das ist ja ein richtiger Seelenwärmer. Und seitdem wärme ich mir meine Seele, mit ein oder zwei Gläschen nur. Vor allem dann, wenn ich Angst habe.«

Kalle guckte sie erstaunt an: »Mensch, Oma, du hast doch keine Angst. Das ist mir noch nie aufgefallen.«
»Du mit deinen acht Jahren weißt schon viel. Aber Angst kann man nicht sehen.«
Kalle beteuerte, er würde merken, wenn sie Angst hätte. Die Oma lachte: »Du traust dir eine Menge zu, Junge. Weißt du, ich habe nicht Angst vor dem dicken Mann auf dem Jugendamt oder vor der Fürsorgerin oder vor dem Hausmeister oder vor irgendwem. Ich habe Angst vor etwas ganz anderem. Nicht nur eine Angst, viele Ängste. Ich habe Angst, dass es eine Inflation gibt und mein Erspartes draufgehen wird, wie schon einmal. Ich bin damals noch fast ein Kind gewesen, neunzehnhundertdreiundzwanzig, und mein Vater, dein Urgroßvater, hatte nicht viel sparen können. Aber das bisschen Geld war auf einmal nichts mehr wert. Was vorher eine Mark gekostet hatte, kostete plötzlich Tausende von Mark. Verrückt! Und dann, neunzehnhunderteinunddreißig, als das Geld wieder seinen Wert hatte, gab's keine Arbeit. Ich war jung verheiratet, dein Großvater hatte seine Stellung verloren, er holte sich das kümmerliche Arbeitslosengeld. Wir wussten kaum, wie wir durchkommen sollten.

Davor habe ich Angst. Ich habe Angst, dass ich krank werden kann. Und was geschieht dann mit dir? Ich habe Angst, wenn du zur Schule gehst, jedesmal, dass dir etwas zustoßen könnte. Ich habe Angst, dass sie uns die Miete erhöhen. Das sind meine Ängste. Und die bekomme ich nicht los. Und jeden Tag rede ich sie mir von neuem ein und von neuem aus. Und wenn es mir zu dumm wird, gehe ich zur Vitrine, schenk mir ein Glas Korn ein, kippe es runter und sage mir: Erna, Angst gibt's nicht! Das hält dann für einen Moment an.«
Das verstand Kalle.

Inhalt: Es ist beklemmend, dieses ›Muss‹. Jedes Jahr macht die Familie denselben Druck: Anne soll das obligatorische Weihnachtsgedicht aufsagen. Und lange vorher beginnt es: Sie übt und übt – und dennoch die Angst. Und dann, am Weihnachtsabend – alle schauen sie an –, da wird die Zunge immer dicker. Das Hals wächst ihr zu. Sie kriegt die Zähne nicht mehr auseinander. Es ist wie ein riesiger dunkler Berg, der sie erdrückt. Und so kommt es wieder zur Katastrophe, in diesem Jahr wie in all den Jahren vorher. Endpunkt: Anne muss heulen, hemmungslos ...

Anstrengung

Atem-
beschwerden

Erwartungen

Erdrückt-
werden

Familie

Gedicht

Hoffnung

Katastrophe

Lernen

Trösten

Weihnachten

Weinen

Das Weihnachtsgedicht

von Susanne Kilian

Anne kann es. Sie hat das Weihnachtsgedicht gelernt und gelernt. Erst gelesen, wieder und wieder, dann flüsternd vor sich hin gesagt, Zeile für Zeile, abgedeckt mit dem Löschblatt. Das ist nun ganz zerfleddert, weil sie, immer wenn sie nicht weiterwusste, daran herumzupfte. Also, sie kann es. Wo sie geht und steht, summen ihr die Zeilen im Kopf herum. Aber Anne hat große Angst vor dem Weihnachtsabend. Natürlich nicht nur Angst. Sie freut sich auch: auf den Weidnachtsbaum, die Geschenke, das Spielen, das Plätzchenessen und auf das sehr, sehr späte Schlafengehen. Aber zuerst und vor allem muss sie das Gedicht aufsagen. Muss. Der Vater, die Mutter, Opa und Oma und die andere Oma, die wollen das so.

Das Weihnachtsgedicht steht für Anne vor dem Weihnachtsabend wie ein dunkler, schrecklicher Berg, über den sie erst drüber muss, bevor nachher alles hell und schön wird. Und Anne wartet.

Da gibt es aber nicht viel zu warten. Ein Tag nach dem anderen vergeht ganz von selbst, und schon ist der Vierundzwanzigste da. Und mit ihm der Weihnachtsabend. »Diesmal heule ich nicht, diesmal bestimmt nicht«, denkt Anne, als sie frisch gebadet und ordentlich gekämmt in ihrem feinen roten Kleid mit den Spitzen am Kragen im Kinderzimmer sitzt und das Gedicht nochmal liest. Diesmal soll es nicht wieder so eine Katastrophe werden wie all die Jahre.

Solange sich Anne an Weihnachten erinnern kann, hat sie jedesmal beim Aufsagen geheult. Ein Kloß steckte ihr im Hals. Sie kriegte den Mund nicht auf. Dabei war das, was sie sagen wollte, in ihrem Kopf. Sie wusste es. Konnte aber nicht. Später, ja später am Abend, da sagte sie es dann auf. Erst der einen Oma, dann der Mutter, dann der anderen Oma auch.

Vater sagte jedesmal: »Das möchte ich einmal erleben, dass du nicht heulst. Dass du einmal so ein lächerlich winziges Gedicht in einem Rutsch aufsagst. Da ist doch wirklich nichts dabei. Das hab ich ja auch gekonnt, als ich so alt war wie du.«

»Heute wirst du's erleben!«, flüstert Anne vor sich hin. »Na? Wie wird's denn diesmal sein? Kannst du's?« Die Mutter kommt ins Zimmer, gerade als Anne das Buch zuklappt. »Klar. Und ich werd *nicht* heulen.« Anne lacht laut, ein bisschen zu laut, denn in ihr drin, da zieht was im Bauch, und sie denkt: »Ich muss besser nochmal aufs Klo«, und sie geht; aber das ist es nicht, es zieht immer noch.

Oma kommt. Opa und Oma kommen. Niemand darf jetzt ins Wohnzimmer. Also stehen sie in der Küche herum. Warten, bis der Vater die Wohnzimmertür aufmacht, damit die Weihnachtsbescherung anfangen kann. Und in Annes Kopf wächst der dunkle Berg von Gedicht höher und höher, schrecklicher und schrecklicher und macht, dass sie glaubt, kaum noch atmen zu können. Dabei hat sie Zeile für Zeile klar und deutlich vor Augen, als sie endlich mit den andern durch den Flur geht auf die offene Tür zu, wo der Christbaum mit den ruhig brennenden Kerzen wartet. Die anderen bleiben stehen. Anne geht ein Stückchen weiter. Dreht sich halb um, so dass sie den Tannenbaum, Vater und Mutter und die Großeltern sieht. Sie fährt sich mit der Zunge über die Lippen. Die sind trocken. Überhaupt, ihre Zunge scheint plötzlich immer dicker zu werden. Wie ein Stück Pelz im Mund. Alle sehen sie an. Nicht den Weihnachtsbaum. Sie. Das Gedicht ist klar und hell in ihrem Kopf. Opas Brillengläser blitzen. Mutter nickt ihr zu. »Da drauß' vom Walde ...«, fängt Anne an. Und der Hals wächst ihr zu, wird pelzig wie die Zunge, und

Angst zu versagen

sie fühlt, wie die Augen der andern sie ansehen, von oben bis unten, überall, auch in sie reinsehen und wie sie denken. Wie sie alle zusammen einen, einen einzigen Gedanken denken in ihren verschiedenen Köpfen »… Sie wird weinen. Ganz bestimmt heult sie auch diesmal wieder, kann ja gar nicht anders sein …«

Anne stockt. Sie kriegt kein Wort mehr raus. Sie kriegt die Zähne nicht auseinander. Den Mund nicht auf. Alles ist wie zugenäht. Und das ganze Weihnachtsgedicht fällt durcheinander wie ein Bauklötzchenturm, und die einzelnen Wörter wirbeln durch Annes Kopf, nur Buchstabenbilder ohne Sinn. Heiß. Ihre Augen werden heiß. Es tut weh, brennt, und der Weihnachtsbaum verschwimmt zu Geflimmer. Fast hört es sich an, als würden die anderen aufatmen. Denn Anne weint. Sie denkt: »Nichts ist anders. Anders als im letzten Jahr oder im vorletzten oder noch weiter zurück. Es ist genauso. Ganz genauso wie jedes Jahr.«

Die anderen singen inzwischen: »Stille Nacht, heilige Nacht …« Die Mutter legt Anne die Hände auf die Schultern. Anne schluchzt und schluchzt. Es ist nicht mehr das Gedicht oder doch noch das Gedicht, sie schluchzt auch, weil jetzt alles vorbei ist, nein, nicht vorbei, sondern weil es jetzt erst anfängt, das Schöne am Weihnachtsabend. Und Anne hatte so wenig Zeit, sich darauf zu freuen.

Kinderängste

Alleinsein

Angst vor Schlaf

Angst um ein Kind

Annehmen

Dunkelheit

Eltern

Mut

Polizei

Schule

Sich schämen

Inhalt: Die Geschichte hat drei Angst-Aspekte: Der Junge hat Angst, mit seiner Fünf nach Hause zu kommen, weil ihm Strafe dafür angedroht wurde. Er hat aber auch Angst, draußen im Dunkeln allein zu sein. Die Eltern ängstigen sich, weil ihr Kind ausbleibt.

Angst

von Susanne Kilian

Plötzlich überfiel ihn wieder die Angst. Es wurde dämmrig. Schlafen. Er musste irgendwo schlafen. Er war jetzt schon müde. Und Hunger hatte er auch. Vor lauter Kino hatte er vergessen, sich noch was zum Essen zu kaufen. Er setzte sich unter einen Baum. Lehnte den Kopf an den Stamm. Presste die Hände ins Gras. Hier würde er bleiben, bis es Nacht war. Hier würde er schlafen.

Die Polizisten suchen Kinder hoch zu Pferd. Das wusste er aus dem Fernsehen. Und gerade weiter draußen. Aber er war so müde. Ameisen krabbelten an seiner Hand hoch. Er schlenkerte den Arm wie verrückt. Nein. Hier konnte er nicht schlafen. All die fremden Laute, die er jetzt in der Dämmerung deutlicher als zuvor hörte. Sie waren ihm nicht vertraut wie der Lärm in der Stadt. War das ein Tier, das da schrie? Und das Knakken. Was war das? Das Rauschen der Fabriken kam näher, war plötzlich wieder weiter weg. Der Baum, unter dem er saß, wurde dunkel, immer dunkler, gespenstisch.

Er sprang auf. Wieder ging er und ging. Die Straßen wurden heller in der Stadt. Menschen hasteten an ihm vorbei. Stießen ihn an. Manche blieben lachend vor einem Schaufenster stehen. Gingen aufeinander zu. Gingen zusammen weiter. Dem Jungen schien es, als liefe er ständig im Kreis. In einem Schaufenster flimmerten farbige Mattscheiben. Fernsehen. Wenn sie sein Bild im Fernsehen zeigen würden! Dass er das vergessen hatte. Er ging schneller. Er wusste, dass seine Eltern ihn suchten. Ob die Polizei ihn auch schon suchte? Sein Bild? Sein Bild im Fernsehen? Wieder kroch Angst in ihm hoch. Nicht mehr wegen der Fünf, nein. Die schien ihm jetzt ganz klein gegen sein Weglaufen. Er war nicht zu Hause. Er war nicht da, wo er hingehörte. Er war hier ganz allein in der Stadt.

Er stand an der Ampel und wartete auf Grün. Eine Hand legte sich auf seine Schulter. Er fühlte es wie einen Schlag. »Na, so spät noch aus der Schule?« Ein Mann lachte ihn an. Nahm die Hand wieder von seiner Schulter. »Ja. Ja, ja!« Da schrie der Junge fast und sein Mund verzerrte sich ganz gegen seinen Willen zu einem breiten Grinsen. »Dann wird's aber Zeit, dass du nach Hause kommst!« Die Ampel sprang auf Grün und der Mann verschwand in der Menge. Der Junge schluckte. All die Zeitungsgeschichten von den Männern, die Kinder mitnahmen, fielen ihm wieder ein. Die sie anfassten, erschlugen, erdrosselten. Was hätte er nur gemacht? Jetzt, wo es Nacht war, wo er so ganz allein war? Und der Ranzen. Ja, der Ranzen. So spät lief kein Kind mehr mit einem Ranzen herum. Er musste in eine Gegend gehen, wo er sich auskannte. Knapp hinter der Schule war ein Neubau.

Er zitterte vor Angst. Die Plastikplanen vor den leeren Fensterrahmen scharrten. Die Leuchtreklame vom Haus gegenüber zuckte: an, aus, an, aus. Hell, dunkel, hell, dunkel. Er lag mit dem Kopf auf seinem Ranzen. Unter sich hatte er ein paar von den Zeitungen geschoben, die da herumlagen.
Ein paar Straßen weiter waren seine Eltern. Plötzlich schien ihn die ganze Stadt mit tausend Augen anzusehen. Es kam ihm vor, als flüsterte das ganze Haus: »Du! Wie kannst du das nur tun! Wir finden dich! Wir finden dich ja doch!« Ja, wo immer er hingehen würde in dieser Stadt, sie würden ihn finden. Hell, dunkel. Das Licht zuckte. Es lachte ihn aus. Alle lachten ihn aus. Weil er davongelaufen war. Wie er alles bedacht hatte, nur nicht seine Angst. Die schnürte ihm den Hals zu, und er schluckte und schluckte. Was sollte er sagen? Was sollte er bloß sagen, wenn seine Eltern ihn fanden? Das Zeugnis mit der Fünf wurde kleiner und kleiner. Heute früh hatte er Mut, jetzt hatte er nur noch grenzenlose Angst, so allein.
»Wenn ich jetzt nach Hause gehen würde?« Leise, ganz leise hatte er sich selbst gefragt. Und seine Angst fiel zusammen wie ein riesiger Luftballon. Er setzte sich auf. Seine Eltern hatten sicher Angst um ihn. Vielleicht dachten sie, er sei tot. In einer Illustrierten war mal das Bild eines Jungen, der sich wegen einer Fünf aufgehängt hatte. Ja. Sie würden froh sein, dass er nur weggelaufen war. Ja. Ja. Er war sich so sicher. Er hörte ihre Stimmen im Ohr: »Mein armer Junge!« – »Doch nicht wegen einer Fünf!« – »Ich hab's doch gar nicht so gemeint!« – »Wie gut, dass du wieder da bist!« – »Wie gut ...«

Er fror nicht mehr. Er war nicht mehr müde. Er rannte und rannte. Er klingelte. Die Frau aus dem ersten Stock über ihnen machte auf. »Da bist du ja! Na, wie siehst du denn aus, komm, mein Häschen, komm ...« Sie legte ihm den Arm um die Schultern. Während sie ihn an seine Wohnungstür brachte, redete und redete sie. Wie sie alle gewartet hätten, wer ihn gesucht hatte, wo sie gesucht hatten und ... Da stand seine Mutter in der Tür. Hinter ihr der Vater. Sie sahen ihn an ...

(Ausschnitt)

Suchen

Überwindung

Verlorenheit

Warten

Weglaufen

Zimmer

Zittern

Zuhause

Rätsellösungen:

Seite 37: Auch wenn ich selbst keine Angst habe, muss ich die Angst eines anderen Menschen ernst nehmen.

Seite 38: Nest - Schirm - Messer - Mütze - Dach - Kanne - Tube - Kleider =
Es gehört mehr Mut dazu, sanft zu bleiben.

Alle anderen Rätsellösungen stehen in den Randspaltentexten

Schulangst

Ausgeliefert-sein

Erschrecken

Fehler

Hilflosigkeit

Hoffnungs-losigkeit

Mutter

Panik

Rücksicht-nahme

Sich abmühen

Übermacht

Unverständnis

Verweigerung

Verzweiflung

Vorsicht

Wut

Inhalt: Der Übermacht von Sabines unbestimmter, unerklärbarer, namenloser, seit Wochen andauernder Schulangst weiß die Mutter nicht zu begegnen. Verständnis, Rücksichtnahme, gutes Zureden, schließlich energisches Zupacken – nichts hilft vor der schrecklichen Angst, die sich in Sabines Gesicht festkrallt. Schon gar nicht Zorn und hilflose Wut. Es gelingt der Mutter, die Tochter im Auto bis vor die Schule zu bringen. Aber Sabine steigt nicht aus. Die Mutter muss kapitulieren.

Ich geh' heut nicht

von Gisela Schütz

Es ist früh am Morgen. Vater hat das Haus schon verlassen. Sabine schläft noch. Ihre Mutter steht vor der Kinderzimmertür, horcht. Überlegt: »Ich werde sie heute einmal eher wecken. Dann kann sie sich mehr Zeit lassen. Vielleicht geht es so besser.« Sie seufzt, als sie leise die Tür öffnet und an Sabines Bett tritt. Ruhig und gleichmäßig atmet das Mädchen, noch tief im Schlaf. In der Mutter krampft sich etwas zusammen, sie spürt, wie Angst in ihr hochsteigt. Doch sie gibt sich einen Ruck. »Hallo, Schatz, aufwachen! Es wird Zeit zum Aufstehen!« Sabine reckt sich, streckt sich, blinzelt. Dann dreht sie sich zur Wand und zieht die Decke über den Kopf. Die Mutter beobachtet es. »Das ist doch normal«, sagt sie sich. »So wacht man doch immer auf, oder?« Sie fährt sich nervös durch das Haar. »Schatz, aufwachen«, wiederholt sie. »Nicht wieder einkuscheln! Es ist noch zeitig, so dass du dich in aller Seelenruhe fertig machen kannst.«

Doch da kommt es, leise, fast unhörbar: »Ich steh' nicht auf, Mama. Ich geh' heut nicht in die Schule.« Die Mutter erstarrt. Panik steigt in ihr auf. Ist es denn immer noch nicht vorbei? Muss das heute wieder so schrecklich werden? »Kind«, sagt sie und zwingt sich, ruhig zu wirken. »Steh auf, bitte! Es hat keinen Sinn. Du machst es dir nur unnötig schwer, das weißt du doch!«

Da wendet sich Sabine zu ihr hin. Die Mutter sieht erschrocken, wie sich Angst im Gesicht des Mädchens festkrallt, den ganzen Körper zu umklammern beginnt. Sabine fängt an zu weinen, schließlich schüttelt sie sich in Tränen. »Ich steh' nicht auf, ich kann es nicht! Und ich will auch nicht! Immer muss ich tun, was ich nicht kann! Lass mich doch in Ruhe!« Sie wühlt sich schluchzend in die Kissen. Die Mutter ist wie versteinert. »Lieber Gott, so hilf mir doch!«, schreit es in ihr. »Sag mir doch, was ich tun soll!« Sie reißt sich zusammen; redet auf Sabine ein; versucht, sie zu überzeugen, dass sie gar keinen Grund zur Angst hat. Es ist umsonst. Sie versucht, Sabine aus dem Bett zu ziehen. Die wehrt sich, aber die Mutter lässt nicht lokker, bis Sabine endlich auf dem Stuhl sitzt. »Na bitte«, sagt die Mutter aufmunternd. »Jetzt sieht die Welt gleich besser aus.« Sie streichelt ihrer Tochter sanft über das Haar, erleichtert, dass es geschafft ist. Doch Sabine schüttelt die Hand ab. »Mama, ich habe aber Angst«, sagt sie kaum hörbar. »Ich kann nicht zur Schule. Verstehst du das denn nicht?« Die Mutter schüttelt langsam den Kopf. Aus der Hoffnungsschimmer, aus, vorbei. Sie fühlt sich Sabines Angst hilflos ausgeliefert, kann sie nicht verstehen, nicht nachvollziehen.

Sie haben gesucht in den letzten Wochen, gesucht nach Gründen, Möglichkeiten, Missverständnissen, Fehlern, sie haben sich durchforscht, gequält, gemartert, um eine Erklärung zu finden. Immer war nur diese schreckliche, namenlose Angst geblieben. »Komm«, sagt die Mutter jetzt. »Du brauchst wirklich keine Angst zu haben. Das weißt du doch.« »Ich hab' sie aber!«, schreit Sabine heraus. »Ich hab' sie, ich hab' sie! Und ich geh' nicht! Ich will nicht!«

In der Mutter steigt Zorn auf, eine hilflose Wut. »Heul nicht so!«, schreit sie Sabine an und schüttelt sie. »Jetzt reiß dich mal zusammen! So ein Geheule wegen nichts und wieder nichts! Was sollen bloß die Nachbarn denken, bei deinem Gejammer!« Erschrokken hält sie inne. War das jetzt nötig gewesen? Aber

es ist doch wahr! Und schließlich hat sie auch nur Nerven! Sabine ist verstummt. Wortlos schaut sie auf, so tief verzweifelt, so unendlich hoffnungslos, dass sich die Mutter abwendet. Sie kann diesen trostlosen Blick nicht ertragen.
Wie im Traum steht Sabine jetzt auf, nimmt ihre Sachen, geht ins Bad und macht sich fertig. »Der Bus ist weg«, hört sie die Mutter sagen. »Ich bring' dich.« Schweigend gehen sie zum Auto, steigen ein, fahren zur Schule. Aber Sabine steigt nicht aus. Nach einer halben Stunde fährt die Mutter mit Sabine wieder nach Hause. Sie haben verloren gegen die Angst.

Wut

Zukunftsängste

Inhalt: Daniel sieht sich als winzigen Punkt auf der Erdkugel im grenzenlosen Universum. Er sinnt voller Angst darüber nach, was angesichts von Tschernobyl mit ihm, mit dieser Welt, möglicherweise geschehen kann. Er fühlt sich hilflos und allein gelassen mit der Angst, die auch seine Eltern haben. Am liebsten würde er das alles vergessen, dass die Menschen fähig sind, mit ihren Waffen diese Welt vollkommen zu vernichten.

Alleingelassen-sein

Atomkrieg

Atomunfall

Eltern

Hilflosigkeit

Universum

Verdrängung

Vergessen

Vernichtung

Wegsehen

Welt-vernichtung

Wissen und Vergessen

von Susanne Kilian

Als Daniel zum ersten Mal einen Globus sah, dachte er: »Wenn wir hier«, und er tippte mit dem Finger auf den Namen der Stadt, in der er lebte, »aufrecht gehen, so müssen die Leute da«, und er drehte den Globus halb herum, »auf den Händen gehen, von oben in ihre Häuser klettern, alles muss auf dem Kopf stehen.« Nie hat er vergessen, welche Vorstellung er sich damals von der Erde gemacht hat. Inzwischen weiß Daniel aber, wie das ist. Er, er sitzt hier auf seinem Stuhl, im Zimmer, im Haus, in dieser Stadt, in diesem Land ... ein winziger Punkt auf der Weltkugel, die sich dreht und dreht und dreht ... im grenzenlosen Universum selbst nur ein kleiner Punkt. Und überall auf dieser runden Welt gehen die Menschen aufrecht. So ist es wirklich. Daniel weiß es, aber er merkt nichts davon, außer dass nun Tag ist, und dann kommt die Nacht, und wieder wird es Tag werden. Das erinnert ihn dann an diese Wirklichkeit, die ihm so unwirklich vorkommt, dass er sie meistens vergisst.

Manchmal vergisst Daniel fast, dass er nicht allein ist auf dieser Welt, wenn er auf seinem Fahrrad den langen Berg hinterm Haus hinunterrast. Der Fahrtwind zerrt die Haare nach hinten, presst die Kleider an seinen Körper, die Beine strampeln wie verrückt. Daniel selbst kommt es vor, als würde er wachsen, Flügel bekommen und alles wissen, alles können. Nichts scheint ihm unmöglich. Unbesiegbar, unerreichbar ist Daniel und frei. Was er nur will, kann er noch werden. Daniel ist ganz er selbst. Die Augen möchte er schließen, mit seinem Fahrrad abheben ... geradewegs in den Himmel hinein.

Aber nein, er weiß, er darf nicht vergessen, dass Motorräder, Mofas, Autos und Busse auf der gleichen Straße fahren wie er. Und dann gibt es etwas, das weiß Daniel auch. Aber das will er vergessen. Das fällt ihm ein, wenn er nach der Erdbeermarmelade greift, um sein Frühstücksbrot damit zu bestreichen, oder in einen Apfel beißt. Dann denkt er schnell an andere Dinge, um diesen Mai zu vergessen. Es gab keinen Spinat und Salat oder Frühlingskräuter zu essen, obwohl alles frisch und grün wie jedes Frühjahr auf den Gartenbeeten wuchs.

Er durfte nicht rumbolzen und Fußball spielen, obwohl das junge Gras genauso aussah und roch wie in jedem

Zukunftsängste

Zukunft

Frühling. Die Schuhe musste er vor der Tür stehen lassen, wenn er nach Hause kam. Etwas war geschehen mit den Pflanzen und der Erde und vielleicht auch mit den Menschen, etwas, das man nie wieder ungeschehen machen kann. Nie. Noch heute sprechen seine Eltern von dem Unfall. Dann sieht er Angst in ihren Gesichtern und fühlt sich allein gelassen mit seiner eigenen Angst. Aber diese Furcht war schon lange vorher in Daniel. Sie steigt in ihm auf, wenn er im Fernsehen Raketen sieht. Menschen, die in einem fernen Erdteil Krieg führen, Bomben. Er weiß, hat es wieder und wieder und oft genug gehört, dass alle Waffen zusammen genügen, um die Welt vollkommen zu vernichten.

Und Daniel sieht weg, hört weg. Will vergessen, was er doch weiß, ganz schnell vergessen. Will nichts wissen von der Angst, die er genauso bei seinen Eltern spürt, will vergessen, wie hilflos ihn gerade das macht. Wegdenken schützt ihn. An andere Dinge denken hilft ihm. Und meistens vergisst Daniel das alles sowieso.

Tödliche Ängste

Bedrohung

Frieden

Manöver

Panzer

Schlaf-
störungen

Weinen

Zerstörung

Inhalt: *Die Panzer, die mit ihren schweren Ketten die Saat im Acker vernichten, die ihr Geschütz auf das Haus richten, in dem Petra und Kai mit ihren Eltern wohnen, die schließlich davonfahren, lösen bei den Kindern solche Ängste aus, dass sie lange Zeit nicht einschlafen können, dass sie nachts immer wieder aufschrecken und zu weinen beginnen.*

Mitten im Frieden

von Rolf Krenzer

Mitten im Frieden waren die Soldaten mit ihren schweren Panzern in das Dorf gekommen. Mitten im Frieden hatten sie einen Panzer auf dem Feldweg abgestellt, den Petra aus dem Schlafzimmerfenster sehen konnte.
Mitten im Frieden hatten sie das Geschütz auf das Haus gerichtet, in dem Petra und Kai mit ihren Eltern wohnten. »Es ist nur Manöver«, hatte Petras Vater gesagt, »sie schießen nicht wirklich!«
Aber Petra und Kai hatten solche Angst gehabt, dass sie nicht im Schlafzimmer schlafen wollten. Sie hatten solche Angst, dass sie überhaupt nicht einschlafen konnten. Die ganze Nacht über hatten sie solche Angst, dass Mutti und Vati sie endlich zu sich in ihr Bett nahmen. Und als mitten in der Nacht der Panzer davonfuhr, hat Petra so geweint, dass ihre Mutter sie kaum beruhigen konnte.

Seitdem hat Petra jeden Abend Angst, dass der Panzer wiederkommt.
Seitdem müssen Vati und Mutti jeden Abend so lange an Petras Bett sitzen, bis sie eingeschlafen ist. Manchmal schreit Petra mitten in der Nacht auf.
»Sie machen alles kaputt!«, sagt Kai und denkt an die riesigen Panzerkettenspuren im Acker. Sie sind immer noch zu sehen. Und die Saat ist vernichtet.
Mitten im Frieden.

Inhalt: Granatfeuer im Zweiten Weltkrieg. Geschosse heulen heran, zerbersten, reißen alles in Stücke. Soldaten rennen um ihr Leben. Überall Verwundete, Tote, Blut. Irrsinnige Angst. Das Grauen des Krieges schlägt über allem zusammen.

Ausweg-losigkeit

Blut

Entsetzen

Grauen

Krieg

Panik

Schreien

Soldaten

Tod

Vernichtung

Verwundung

Verzweiflung

Im Krieg

von Hans Peter Richter

Am Waldrand lag ein Verwundeter. Ein Splitter hatte ihm den Unterkiefer fortgerissen. Ununterbrochen bewegte sich seine Zunge hin und her. Er gurgelte hilflos Unverständliches.
Weiter. Wir liefen an ihm vorüber in den Wald hinein. Überall Tote und Verwundete. Ein Bauchverletzter schrie, als er uns sah, dann schimpfte er hinter uns her. Ein alter Hauptmann weinte still und rief immerfort »Mutter!« Einer versuchte zurückzukriechen und hinterließ auf seinem Weg eine schulterbreite Blutspur.
Weiter.
Wieder Abschüsse.
Wir rannten. Wir suchten Deckung.
Nichts.
Die schweren Geschosse jaulten über uns hinweg und zerbarsten vor uns in den Wipfeln. Nach allen Seiten surrten Splitter. Zerfetzte Äste fielen, sich überschlagend, zu Boden. Blätter taumelten hinterher. Kreischend neigte sich ein Baum.
Weiter.
Nackt und zersplissen ragten kronenlose Stämme.
Neben dem Weg verkrampften sich vier oder fünf Tote wie schutzsuchend ineinander.
Weiter.
Japsend rasten wir.
Abschüsse.
Angst ...
Der Feldwebel fand ein Loch.
Ich hinterher.
Das enge Loch ...
Verfluchter Feldwebel ... Er war sicher ... Mich würden die Splitter treffen.
Grauenhafte Angst ...
Ich bearbeitete seinen Rücken mit den Knien.
Tiefer ... Tiefer ...
Heulen ...
Irrsinnige Angst ...
Krachen ... Vorbei! Verwundet?
Raus! Viel zu langsam kam der Feldwebel hoch. Er hatte auf einem Toten gekniet.
Weiter ...

Tödliche Ängste

Ausweg-losigkeit

Entsetzen

Getto

Hunger

Jüdisches Kind

Krieg

Menschlichkeit

Mitleid

Mutlosigkeit

Soldaten

Warschau

2. Weltkrieg

Inhalt: *Todesangst steht Michel Bronsky, der kleine jüdische Junge des Warschauer Gettos aus, als er außerhalb der Gettomauern von einer deutschen Streife mit einem Sack voller Konserven erwischt wird. Sie werden mich erschießen. ›Bitte, Gott, mach mich klein wie eine Maus‹, hatte er gebetet, bevor sie ihn entdeckten. Doch die Deutschen lassen ihn laufen. Sie haben selbst Kinder, verachten diesen dreckigen, gemeinen Krieg, in dem man auf wehrlose Kinder schießen soll.*

Mach mich klein wie eine Maus

von Winfried Bruckner

1941. Eine drei Meter hohe Mauer umschloss das Warschauer Getto, in dem Tausende polnischer Juden eingepfercht vegetieren mussten, hungrig und krank. Immer wieder wagten es einige von ihnen, unter Todesgefahr über die von den Deutschen streng bewachte Mauer zu klettern, um draußen in der Stadt Lebensmittel zu organisieren. Zu diesen gehörte auch der kleine Michel Bronsky ...

Für Michel Bronsky verlief alles programmgemäß. Er kam zu dem bezeichneten Haus, er klopfte und er erhielt von einem finster aussehenden Mann einen Sack Konserven. Sie redeten kaum. Lolek hatte schon vorher alles erledigt.
Der Sack mit den Konserven war schwer. Die Büchsen schlugen aneinander, obwohl der Sack gut ausgepolstert war. Dann gab es ein scharfes, schepperndes Geräusch und Michel glaubte jedesmal, das ganze Viertel müsse davon aufwachen.

Knapp vor der Mauer traf er die Streife. Er sah sie so spät, dass er nicht mehr ausweichen konnte. Er waren zwei Männer mit Gewehren und sie kamen breitspurig auf ihn zu. Tapp, tapp, schlugen ihre Stiefel gegen das Pflaster. Ihm stockte der Atem. Er sah sich entsetzt um, aber die Straße war zu lang. Zurücklaufen war sinnlos, sie hätten ihn ohne Mühe niedergeschossen. Er wusste nicht, ob sie ihn schon gesehen hatten. Sie gingen langsam, wie Männer gehen, die wissen, dass ihnen ihr Opfer nicht entkommen kann.

Es gab kein Versteck, nur eine kurze Ecke in der Mauer, dort, wo zwei unregelmäßig gebaute Häuser zusammenstießen. Michel drückte sich hinein, aber er wusste, dass es kein gutes Versteck war. Der Sack lehnte schwer gegen seine Knie. Er fühlte, wie der Schweiß über seinen Körper rann. Er zitterte, fühlte seine Zunge riesengroß und trocken in seinem Mund. Michel Bronsky begann lautlos zu beten. Er war ein kleiner Bursche, und wenn er früher zu Gott gebetet hatte, dann um einen Teddybären, um Schokolade, um den Sieg seiner Mannschaft. Und er hatte das Gebet schnell wieder vergessen.

Tapp, tapp, kamen die Soldaten näher. Tapp, tapp. »Lieber Gott«, betete Michel Bronsky, »lieber Gott, lieber Gott.« Tapp, tapp, schlugen die Stiefel aufs Pflaster. »Lieber Gott«, betete Michel Bronsky, »mach mich ganz klein, dass sie mich nicht sehen. Mach mich so klein wie eine Maus, dass ich mich verkriechen kann. Lieber Gott, mach, dass sie blind sind, sonst werden sie mich niederschießen oder mit ihren Stiefeln treten, lieber Gott, es sind so schwere Stiefel und ich habe Angst davor. Ich bin nicht mutig, lieber Gott, wie David oder Lolek, und ich fürchte mich vor diesen Stiefeln.«

Tapp, tapp. Die Stiefel blieben vor ihm stehen. Er sah die Stiefel und er sah die Uniform nur bis zum Gürtel. Er sah die Gewehrkolben dicht vor seinem Kopf und er schloss die Augen und rührte sich nicht.
»Da ist er«, sagte der eine Soldat. Sie waren beide nicht mehr jung und sie schienen nicht glücklich über diesen Krieg. Sie hatten beide Kinder zu Hause, die ihnen bei jedem Brief ein paar krakelige Zeilen hinzufügten.
»Komm raus«, sagte der andere, »los, komm schon.« Michel rührte sich nicht. Er spürte, wie sie ihn am Arm packten, und er ließ seinen Sack nicht los.

»Mein Gott, das ist ja ein Kind«, sagte der erste, »was heißt Kind: ein halber Säugling.« Sie hielten ihn gepackt und beide waren sie verlegen.

»Wir müssten ihn mitnehmen oder weiß Gott was«, sagte der Ältere zornig. »Wahrscheinlich Lebensmittel«, sagte der andere und stieß die Spitze seines Stiefels gegen den Sack. Es gab einen hellen Ton. »Konserven«, sagte er. »Sieh dir das an«, sagte der Ältere, »nur Haut und Knochen. Und so etwas muss über die Mauer kriechen und man schießt mit einem Maschinengewehr auf ihn. Ich stelle mir immer vor, das wäre mein Junge.«
»Das habe ich die ganze Zeit gedacht«, sagte der andere. »Wie heißt du?«, fragte er auf polnisch; die Worte kamen fremd aus seinem Mund. Michel antwortete nicht. »Wie heißt du?«, fragte er geduldig. Michel sah ihn zum erstenmal an und seine Augen waren trüb vor Angst. »Michel«, sagte er. »Und wie alt bist du, Michel?« »Sieben.«

Die Soldaten blickten zu Boden. Beide dachten sie an ihre Kinder und an zu Hause und an ihre eigene Kindheit.
»Wir werden dir nichts tun«, sagte der Soldat langsam. »Nicht mit dem Stiefel«, flüsterte Michel, »nur nicht mit dem Stiefel.« »Was sagt er?«, fragte der andere. »Er hat Angst, dass wir ihn mit den Stiefeln treten.« Er spuckte aus. »Schweinerei, dass Kinder Angst vor unseren Stiefeln haben müssen.«
Sie waren unruhig. Jeden Augenblick konnte irgend jemand die Straße herunterkommen. »Was machen wir mit ihm?«, fragte der Jüngere. »Ich würde ihn laufen lassen.«
Jetzt, da es ausgesprochen war, atmeten sie auf. Sie waren Soldaten und sie hatten ihre Pflicht zu tun. Zu schießen, Häuser anzuzünden und Handgranaten zu werfen. Aber sie hatten nichts gegen Frauen und Kinder.

»Lauf«, sagte der Ältere. Michel starrte ihn an. »Weglaufen?«, fragte er verständnislos. »Los, geh schon.« »Aber Sie werden mir nachschießen«, sagte Michel, »nicht wahr, Sie schießen mir nach? Sie schießen mich in den Rücken und dann bin ich tot und Sie werden die Konserven essen.«
»Geh schon«, sagte der Soldat rauh, »keiner wird dir nachschießen, verdammt noch mal.« »Aber Sie sind doch Deutscher!«, sagte Michel. »Geh«, sagte der Soldat, »aber schnell.«

Michel stürzte davon. Er schleifte den Sack hinter sich her. Er rannte mit eingezogenem Kopf, und die ganze Zeit wartete er auf den Schuss, und die Konserven klapperten. Die letzten Meter vor der Ecke machte er einen riesigen Sprung vorwärts, er taumelte dabei, aber er war um die Ecke, und die Gewehre konnten ihn nicht mehr erreichen.
Die Soldaten starrten ihm mit zusammengepressten Lippen nach. Sie sagten nichts. Aber sie verstanden einander auch so und sie verstanden, was dies für ein elender, lausiger, gemeiner Krieg war, in dem Kinder darauf warteten, dass die Deutschen sie hinterrücks niederschossen.

Tödliche Ängste

Ausweglosigkeit

Denunziation

Diktatur

Feindschaft

Freiheit

Gefängnis

Gewalt

Lüge

Misstrauen

Terror

Unheil

Unrecht

Unterdrückung

Verachtung

Verdächtigung

Verhaftung

Verleumdung

Verrat

Wahrheit

Inhalt: In einer nicht genannten Diktatur – sie könnte überall auf der Welt sein – sind Unterdrückung, Misstrauen, Denunziation, willkürliche Freiheitsberaubung an der Tagesordnung. Jeder kann jederzeit abgeholt und dem Terror des Regimes unterworfen werden. Angst geht um. Die Fehlverdächtigung des 12jährigen Kit bringt einen Unschuldigen ins Gefängnis.
Die Strukturen gebären nur Unheil.
Die Erzählung begründet, warum es (zu Recht!) Asylsuchende gibt.

In einem solchen Land

von Ursula Wölfel

Ein Junge war zwölf Jahre alt. Hier soll er Kit heißen. Das ist nicht sein richtiger Name. Es ist besser, wenn keiner seinen richtigen Namen kennt. Kit hatte Feindschaft mit einem anderen Jungen. Der soll hier Tapo heißen. Auch seinen richtigen Namen soll keiner kennen, es ist besser so. Immer wenn Kit und Tapo mit den anderen Kindern spielten, gab es Streit. Immer wollte jeder von ihnen der erste sein. Solche Feindschaft zwischen Jungen gibt es überall, deshalb bräuchte man kein Geheimnis aus ihren Namen zu machen. Aber sie wohnten in einem Land, da durfte man nicht alles sagen, was man dachte, da durfte man nicht alles wissen, was man erfahren hatte.

Denn niemand sollte die Wahrheit sagen über das, was schlecht war in diesem Land. Wer laut darüber redete, kam ins Gefängnis. Die Menschen in diesem Land hatten Angst vor denen, die regierten. Und die hatten Angst vor der Wahrheit, weil sie schlecht und ungerecht regierten. In einem solchen Land ist es gefährlich, einen Feind zu haben. Freundschaft kann auch gefährlich sein in einem solchen Land.

Eines Nachts wurde Kit von einem Lärm an der Wohnungstür wach. Er hörte fremde Männer rufen und seine Mutter weinte laut. Kit stand auf und sah, wie drei Männer seinen Vater wegführten. »Hilf der Mutter, Kit!«, rief der Vater. Dann brachten sie ihn weg. Kit wusste, dass der Vater ins Gefängnis kam. Aber er wusste nicht weshalb. Die Mutter saß am Tisch und weinte. Kit fragte sie: »Was hat er getan?« »Er hat seine Freunde getroffen«, sagte die Mutter. »Sie haben von der Freiheit gesprochen.« »Freiheit?«, fragte Kit. »Das ist doch ein Wort aus den Zeitungen. Darf man darüber nicht sprechen?« Die Mutter sagte: »Die Zeitungen lügen. Dort steht nichts von der wirklichen Freiheit. Ohne Angst zu sein, das ist Freiheit. Und in diesem Land ist keiner ohne Angst. Darüber haben die Männer gesprochen.«
»Wer war dabei?«, fragte Kit. »Einer von denen muss den Vater verraten haben!« »Keiner war dabei«, flüsterte die Mutter. »Hörst du, Kit? Keiner! Du darfst nichts davon wissen. Du weißt auch nichts vom Gefängnis. Du musst sagen: Mein Vater ist verreist.«

Kit blieb bei seiner Mutter, bis es hell wurde. Dann schlief er am Tisch ein. Am Tag darauf sollte Kit wie immer mit den anderen Kindern spielen. Die Mutter wollte es. Als er auf die Straße kam, lief Tapo weg. Das hatte er noch nie getan. Kit fragte die anderen Kinder: »Was hat er?« Sie sagten: »Es muss zu Hause helfen.« Und dann fragte einer: »Was war das für ein Lärm bei euch heute Nacht?« Kit antwortete: »Mein Vater ist verreist. Bekannte haben ihn abgeholt.« Die Kinder fragten nicht weiter.

In der nächsten Zeit war Tapo nie dabei, wenn Kit mit den anderen spielte. Immer musste Tapo zu Hause helfen. Auch seine Geschwister liefen weg, wenn Kit auf die Straße kam. Und mit Tapos Geschwistern hatte Kit keine Feindschaft. Kit begegnete Tapos Vater und als er ihn grüßte, sah der Mann an ihm vorbei und ging schnell weiter. Da fragte Kit seine Mutter: »Wo hat Vater seine Freunde getroffen? Wo haben sie von der Freiheit geredet?« »Ich weiß es nicht«, sagte die Mutter. »Du weißt es. Du willst es nicht sagen. War es in der Gastwirtschaft von Tapos Vater?« »Ich weiß es nicht. Frag mich nicht. Du sollst nicht mehr daran denken.« Aber Kit dachte weiter darüber nach: Bestimmt hatten der Vater und seine Freunde sich in der Gastwirtschaft von Tapos Vater getroffen. Tapo lief weg, wenn Kit auf die Straße kam. Tapos Geschwister gingen ihm auch aus dem Weg. Tapos Vater grüßte Kit nicht mehr. Es war, als hätten sie alle ein schlechtes Gewissen. Tapos Vater musste der Verräter sein. Kit sagte zu den anderen Kindern: »Ich weiß was Schlimmes von Tapos Vater.« Er sagte das immer wieder und die Kinder erzählten es ihren Eltern.

Bald danach kam Tapo auf die Straße, als Kit dort mit den anderen Kindern spielte. Tapo sagte: »Heute habe ich Zeit. Wir haben die Gastwirtschaft zugemacht. Mein Vater musste verreisen.« Tapo sah Kit an, als er das sagte. Kit drehte sich um und ging weg. Tapo lief ihm nach. An der Ecke wartete Kit auf ihn. Kit fragte: »Bekommt ihr viel Geld dafür, dass ihr meinen Vater verraten habt? So viel, dass ihr die Gastwirtschaft jetzt zumachen könnt?« Dann wollte er weitergehen. Aber Tapo packte ihn und warf ihn auf die Erde. Er hielt ihn fest, er flüsterte: »Du Schuft, du Hund, du hinterlistiger! Was redest du? Mein Vater ist jetzt auch im Gefängnis, weil du ihn verraten hast, du mit deinem gemeinen Geschwätz! Was hast du davon?«

»Der ist doch nicht im Gefängnis! Das glaube ich nicht«, sagte Kit. »Der Verräter! Ihr habt ja alle ein schlechtes Gewissen. Weggelaufen seid ihr vor mir, und dein Vater wollte mich nicht mehr kennen.« Tapo ließ ihn los. »Weil wir Angst hatten«, sagte er. »Verstehst du das nicht? Wenn einer zu viel redet und geschnappt wird, dann suchen sie nach seinen Freunden. Das weißt du doch.« »Und?«, fragte Kit. »Natürlich weiß ich das. Mein Vater ist nicht allein im Gefängnis. Viele von seinen Freunden sind dort, weil sie die Wahrheit gesagt haben, wie er.« »Ja«, sagte Tapo, »und mein Vater ist jetzt auch dabei. Deinetwegen! Niemand wusste etwas davon.«
»Wovon?«, fragte Kit. »Tu nicht so dumm!«, schrie Tapo. »Du weißt genau, was ich meine!« Er sah sich um. Die anderen Kinder kamen. Tapo flüsterte: »Sie wollten ihn auch holen, damals in der Nacht. Er hat zu ihnen gesagt: ›Ich bin doch nur der Gastwirt. Was meine Gäste reden, geht mich nichts an. Da höre ich nicht hin.‹ Sie haben ihm geglaubt, aber wir hatten immer noch Angst. Wenn einer ihnen einmal verdächtig ist, schnüffeln sie weiter. Und dann hast du alles verraten mit deinem dummen Gerede!«

Tapo spuckte Kit vor die Füße und ging weg. »Du lügst! Du lügst!« schrie Kit ihm nach. »Was ist?«, fragten die anderen Kinder. »Nichts«, sagte Kit und lief nach Hause. Er fragte seine Mutter. »Was weißt du vom Gastwirt. Jetzt muss ich das wissen. Tapo sagt, sie hätten seinen Vater ins Gefängnis geholt.« Die Mutter erschrak. Sie sagte: »Der Gastwirt war Vaters Freund.«

Kit glaubte das nicht. Er wollte es nicht glauben. Keiner glaubte dem anderen. Kit und Tapo blieben Feinde. Misstrauen, Angst und Feindschaft sind nicht verboten in einem solchen Land.

Angst vor dem Strafgott

Abendgebet

Begreifen

Dunkelheit

Erwachsen-werden

Fehlverhalten

Gedanken

Kind

Fantasie

Unrecht

Vater

Verfolgtsein

Verwirrung

Verzeihen

Inhalt: Sabine betet: ›Vater lass die Augen dein über meinem Bette sein.‹ Darüber gerät sie ins Nachsinnen. Die Augen des eigenen Vaters sind heute schmal und zornig gewesen, als sie wieder einmal etwas vergessen hat. Phantasievoll stellt Sabine sich Gottes Riesenaugen vor – sie machen ihr Angst. Immer unheimlicher wird ihr die Vorstellung von Gott und von dem, was er alles sehen und können soll. Immer verwirrter wird sie.

Gottes Augen

von Susanne Kilian

Ihr Nachtgebet mit gefalteten Händen. Wann hat Sabine damit angefangen? An irgendeinem Abend vor langer Zeit. Sie spricht es nicht, denkt es nur. *Müde bin ich geh zur Ruh*, wenn sie's vergisst, fehlt etwas. Sie kann nicht einschlafen. Das ist so wichtig wie Kopfkissenzurechtboxen und Bettdeckeüberdieschulterziehn. *Schließe beide Augen zu.* Ihre Augen sind offen, und doch ist es, als wären sie geschlossen, um sie herum ist alles dunkel. Sie denkt nichts dabei, die Worte *Vater laß die Augen dein* Abend für Abend ..., gedacht sind es nur noch Worte ohne Sinn ... *über meinem Bette sein.* Vaters Augen waren schmal und zornig heute mittag, als sie wieder einmal die Quittung für den Einschreibebrief verloren hatte. Hastig denkt Sabine weiter ... weg ihr zornigen Vateraugen ... *Hab ich Unrecht heut getan* ... auf einmal bekommen die gedankenlos gedachten Worte Inhalt, füllen sich mit Leben wie Kleidungsstücke an einem Körper. Sabine hat die Quittung nicht verloren, sie hat ganz und gar vergessen, überhaupt eine zu verlangen. *Hab ich Unrecht heut getan* ... Sie kommt nicht weiter, wiederholt *Vater laß die Augen dein über meinem Bette sein* ... und Vaters Augen werden zu Gottes Augen.

Sabine liegt auf dem Rücken mit gefalteten Händen, und das warme Bett ist kein Schutz gegen die kalte Furcht vor diesen Augen, die sie sich vorstellt und die sie sieht, da, über sich in der Dunkelheit.

Gottes Riesenaugen. Die sind über ihrem Bett und sehen sie an. Schwarze Pupillen wie bodenlose Löcher, blauestes Heißersommerhimmelblau, eisiges Schneeweiß mit roten Feueradern und drum herum Wimpern, wispernd wie Schilfbüschel. Sabine in ihrem Bett dreht sich nach rechts, dreht sich nach links, weg mit diesen Augen, aber sie folgen ihr, wach und aufmerksam, schließen sich nicht, Gottes furchtbare Augen schließen sich nie, sie werden dasein, über ihr, die ganze Nacht, auch wenn sie schläft.
Hab ich Unrecht heut getan, sieh es lieber Gott nicht an, sieh es nicht an, ganz von selbst geht das Gebet weiter in ihrem Kopf und vertreibt Gottes unheimliche Augen und mit ihnen Sabines schreckliche Angst. Gottes Augen, ach, Gott hat keine Augen wie ein Mensch. Überhaupt ist er ganz anders. Denkt auch keine Menschengedanken.

Plötzlich ist es, als hinge Sabine selbst kopfüber wie eine Fledermaus über ihrem Bett. Da unten liegt sie im Dunkeln, ein kleines Mädchen, das sich bemüht zu begreifen, zu verstehen. Gott ist überall. Ist nie fort, ist immer da, ist ... Sieht nicht mit Menschenaugen und sieht doch. Weiß nicht mit Menschenwissen und weiß doch, weiß alles, bevor Sabine nur einen einzigen Gedanken fassen kann, weiß er schon. Aber Gott. Gott ist Gott. Er versteht alles. Weil er versteht, verzeiht er alles. Gott versteht, dass Sabine wegen der Quittung gelogen hat, weil sie Angst hatte. Ob Gott Angst hat? Nein. Gott hat keine Angst, aber er hat sie geschaffen, die Angst, denn Gott hat alles geschaffen. Also kennt er die Angst, und er kennt Sabine. Also verzeiht er Sabine.

Oder? Oh, Gott. Heillos verwirren sich Sabines Gedanken, sie begreift und versteht immer weniger, je mehr sie nachdenkt. Sie ist so müde davon, versucht nichts mehr zu denken, weder *Gott* noch sonst etwas, gar nichts. »Ich kann es nicht begreifen, weil ich ... ich bin ein Kind. Ich werde erwachsen«, denkt sie noch und kuschelt sich in der warmen Geborgenheit ihres Bettes zurecht, »dann ...«

Inhalt: Hannes, der vor seiner Freundin damit angegeben hat, dass ihm der Kopfsprung vom Dreimeterbrett nichts ausmacht, soll es jetzt beweisen. Er klettert hinauf – und kommt wieder herunter. Mit all seinem Mut erklärt er vor der Klasse (vor dem Mädchen), dass er Angst hatte.

Angeben

Ansporn

Auslachen

Befreiung

Entscheidung

Erwartungsdruck

Feigheit

Freundin

Furcht

Geschlechter

Leistung

Respekt

Schwimmen

Schmerz

Schrecken

Der Sprung

von Gunter Preuss

Der Wecker klingelt. Hannes zieht sich das Kissen über den Kopf. Er hat keine Lust aufzustehen. Schön wär's, wenn er jetzt krank wäre. Er horcht in sich hinein. Aber er hat weder Fieber noch Kopfschmerzen. Nur im Bauch rumort und kribbelt es ein bisschen. Schließlich springt Hannes doch aus dem Bett. Er ist allein im Haus. Wie jeden Tag. Seine Eltern sind bereits auf Arbeit. Hannes duscht kalt. Er schrubbt die Zähne, schlüpft in seine Klamotten. Im Stehen trinkt er auf einen Zug ein Glas Milch leer. Dann schultert er den Ranzen und macht sich auf den Schulweg. Er pfeift: »Eine Seefahrt, die ist lustig ...«

In der Schule ist die Klasse bereits auf dem Pausenhof versammelt. Hannes wird mit Geschrei empfangen.

»Ruhe!«, ruft Frau Söller, die Sportlehrerin. »Wir sind jetzt vollzählig. Also Abmarsch zum Hallenbad.«

Mit einemmal ist das Bauchbrummen wieder da. Hannes geht an der Spitze der Klasse. Seine Freundin Susen geht neben ihm. Sie sagt: »Heute zeigst du es allen. Du legst ihnen einen feinen Sprung hin.«

»Aber klar«, sagt Hannes. »Das wird ein Weltklassesprung.«

Hannes' Schritte werden immer langsamer und kürzer. Als sie bei der Schwimmhalle ankommen, geht er am Schluss der Klasse. Und im Umkleideraum ist er der letzte, der seine Badehose anzieht. Sein Bauch brummt wie ein hungriger Bär.

Frau Söller lässt die Mädchen und Jungen am Schwimmbecken in Reih und Glied antreten. Sie wirft einen Ball ins Wasser und ruft: »Zuerst spielen wir uns warm. Dann üben wir den Kopfsprung.«

»Und Hannes führt uns seinen Kopfsprung vom Dreimeterbrett vor!«, ruft Susen. Mit lautem Geschrei springen die Mädchen und Jungen vom Beckenrand ins Wasser. Sie lachen und toben. Und jagen den Ball hin und her.

Hannes ist ganz elend zu Mute. Die Schweißtropfen stehen ihm auf der Stirn. Er sieht zum Sprungturm hoch. Ganz oben ist das Dreimeterbrett. Hannes versucht sich zu beruhigen. So hoch sieht das gar nicht aus, denkt er. Das schaffst du doch. Kein Problem.

Frau Söller ruft die Mädchen und Jungen aus dem Wasser.

»Jetzt ist Hannes dran«, sagt Susen. »Er wird uns als erster seinen Sprung vom Dreimeterbrett vorführen.«

»Hannes, bist du wirklich schon so oft von da oben gesprungen?«, fragt Frau Söller besorgt.

»Hundertmal. Mindestens«, antwortet Susen für Hannes. »Er kann das einwandfrei.«

Blödes Weib, denkt Hannes. Sie ist schuld, dass er irgendwann einmal vor allen behauptet hat: »So ein Sprung ist kinderleicht.« Nur weil Susen immer angeben will. Überall will sie auffallen. Sie sagt, ihr Freund muss ein toller Mann sein. Einer wie Batman.

»Nun gut, dann zeig uns den Sprung«, sagt Frau Söller. Sie springt selbst ins Wasser und schwimmt zum Sprungturm hin, um bei einem Unfall sofort eingreifen zu können.

Unter den anfeuernden Rufen der Klasse steigt Hannes die ersten Stufen des Sprungturmes hinauf. Das geht doch ganz gut, denkt er. Zwischendurch verweilt er einen kurzen Moment. Das Bauchbrummen wird stärker. Und der Hals wird eng und trocken.

»Höher«, schreit es von unten im Chor.

Jede Stufe fällt Hannes schwerer. Endlich steht er ganz oben. Er will den Sprung schnell hinter sich bringen. Aber dazu muss er nach unten schauen.

Mann, ist das tief! Das Schwimmbecken wirkt, als wäre es nur so groß wie ein Planschbecken, und Frau Söller ist nur ein kleiner Punkt.

Hannes klammert sich an das Geländer. Seine Hände sind feucht, die Knie weich. Sein Kopf scheint zu glühen.

Angst und Mut

»Spring!«, schallt es herauf. »Springen!!!« Langsam lässt Hannes das Geländer los. Er tritt an den Rand des Turmes. Dort bleibt er stehen. So lange, bis er ganz ruhig wird. Bis das Bauchbrummen verschwindet. Und sein Kopf wieder frei wird, dass er denken kann.
Unten ist es ganz still geworden. Alle erwarten den Sprung. Aber da tritt Hannes vom Rand des Sprungturmes zurück. Langsam steigt er die Stufen hinunter.
Und dann steht er vor der Klasse. Er sieht den Jungen und Mädchen in die Augen.
»Warum bist du nicht gesprungen, Mensch?«, ruft Susen enttäuscht. »Das ist aber eine schwache Leistung!«
Die anderen beginnen zu lachen. Worte wie »Angeber« und »Feigling« sind zu hören.
Da nimmt Hannes allen Mut zusammen. Es ist, als müsste er doch noch vom Dreimeterturm springen. Nur viel schwerer ist es.
Er sagt: »Ich ... hatte einfach Angst.« Alle schweigen. Auch Frau Söller. Aber dann lächelt sie ihm aufmunternd zu.
Hannes sieht, wie Susen sich von ihm abwendet. Sie stellt sich neben Jens. Das gibt Hannes einen Stich in die Brust. Und doch fühlt er sich gut. Endlich kann er tief durchatmen. Er stößt Frau Söller den Ball aus der Hand. Der Ball fällt ins Wasser.
»Jippiheijee!«
Hannes springt vom Beckenrand dem Ball hinterher, dass das Wasser nur so spritzt.

Die Angst vertreiben

Alpträume
Aktion
Einbildung
Eltern
Ernstnehmen
Erfolg
Großmutter
Handeln
Hilflosigkeit
Kind
Krankheit
Phantasie
Zupacken

Inhalt: Alina scheint krank zu sein. Sie hat Angstträume. Sie wacht auf und schreit. Sie erzählt von Tieren hinter dem Vorhang, im Wandschrank, unter dem Bett. Medizin hilft nicht; weder Geschenke noch Vorhaltungen der Eltern helfen. Da kommt die Oma. Sie nimmt Alinas Ängste ernst, lässt sich auf ihre Phantasien ein. Und sie handelt: Mit zupackender Energie (mit ihrem Krückstock) verjagt sie alle Ungeheuer, vor denen sich Alina so gefürchtet hatte. Zum Schluss hilft Alina selbst dabei mit.

Die bösen Tiere

von Gina Ruck-Pauquèt

Das Kind ist krank«, sagten die Eltern.
Alina hatte kein Bauchweh und keine Zahnschmerzen. Aber sie war trotzdem blass und hatte dunkle Ränder unter den Augen.
»Das Kind schläft schlecht«, sagten die Eltern. »Es wacht aus bösen Träumen auf und schreit. Das Kind sagt, dass ein Tier im Wandschrank sitzt. Im Wandschrank, unter dem Bett und hinter den Vorhängen am Abend.«
Der Doktor verschrieb einen Saft für Alina. Aber die Tiere waren trotzdem da und nichts änderte sich.
»Nun schau doch selber nach«, sagten die Eltern. »Niemand ist im Schrank. Unter dem Bett ist keiner und hinter dem Vorhang auch nicht.«
Sie kauften eine Spieldose für Alina. Sie kauften ihr einen rosa Teddybär und Bücher mit schönen Bildern.
Die Tiere waren schwarz und haarig. Das im Wandschrank hatte sechs Tatzen.
»Du bist doch unser großes Mädchen«, sagten die Eltern.
Und dann gingen sie aus dem Zimmer, und Alina sah, wie es sich hinter dem Vorhang bewegte. Sie blieb nun nicht mehr allein in der Wohnung.
Als die Eltern am Abend fort mussten, holten sie die Oma. Die Oma war sehr alt.
»Bringst du mir ein Handtuch aus dem Wandschrank?«, fragte sie Alina.
Da musste Alina es ihr erzählen. Die Oma sagte nicht, dass Alina sich das alles einbilde. Sie nahm ihren Krückstock und riss die Tür zum Wandschrank auf. Dann schlug sie zu.
»Da!«, schrie sie. »Du Mistvieh! Da!«
Sie schlug das Tier im Wandschrank tot und das hinter dem Vorhang auch. Und bei dem letzten Ungeheuer unter dem Bett holte Alina den Teppichklopfer und half mit.

Inhalt: Ein Nachtvogel macht dem Jungen schreckliche Angst. Abend für Abend. Die Eltern sind immer fort. Wenn er erzählt, wiegeln sie ab.
Einmal schellt es. Dann kratzt etwas an der Hauswand, dann am Fenster – da greift der Junge die Blumenvase und schmettert sie durch die Scheiben. – Der Vogel ist fort. Unten stehen die Eltern, wasserbespritzt. Sie hatten den Hausschlüssel vergessen und mit einer Stange am Fenster gekratzt.
Noch oft sind die Eltern abends fort. Aber den Nachtvogel gibt es nicht mehr.

Alleinsein

Einbildung

Eltern

Handeln, autonom

Phantasie

Realität

Selbstbefreiung

Unverständnis

Der Nachtvogel

von Ursula Wölfel

Ein Junge hatte immer große Angst, wenn er nachts allein in der Wohnung sein musste. Seine Eltern gingen oft am Abend fort.
Dann konnte der Junge vor Angst nicht einschlafen. Er hörte etwas rauschen, und das war, als ob jemand im Zimmer atmete. Er hörte ein Rascheln und ein Knakken, und das war, als ob sich etwas unter seinem Bett bewegte.
Aber viel schlimmer war der Nachtvogel.

Der Junge sah ihn immer ganz still draußen auf der Fensterbank sitzen, und wenn unten ein Auto vorüberfuhr, schlug der Vogel mit den Flügeln, und der Junge sah den riesigen Schatten von den Flügeln an der Zimmerdecke.
Der Junge erzählte seinen Eltern von der Angst. Aber sie sagten nur: »Stell dich doch nicht an! Du bildest dir das alles nur ein.« Und sie gingen immer wieder am Abend fort, weil sie den Vogel nicht sehen konnten, weil sie das alles nicht glaubten.

Einmal war der Junge wieder allein, und es schellte an der Wohnungstür,
Der Junge wurde steif vor Angst.
Wieder schellte es.
Es schellte und schellte.
Dann war es still, lange Zeit war es ganz still.
Dann kratzte etwas an der Hauswand. Das war der Vogel! Jetzt kletterte er mit seinen Krallen an der Mauer hoch. Jetzt war er an der Fensterbank. Und jetzt schlug er mit seinem Schnabel an die Scheibe! Einmal, zweimal, immer wieder, immer lauter, und gleich würde das Glas zerbrechen, gleich würde der Vogel ins Zimmer springen!

Der Junge packte die Blumenvase vom Tisch neben dem Bett. Er schleuderte sie zum Fenster.
Das Glas zersplitterte. Wind fuhr ins Zimmer, dass der Vorhang hoch an die Wand schlug, und der Vogel war fort.
Auf der Straße unten hörte der Junge seine Eltern rufen. Er rannte auf den Flur, er fand im Dunkeln sofort den Lichtschalter und den Knopf vom Türöffner. Er riss die Wohnungstür auf und lief den Eltern entgegen.

Er lachte, so froh war er, dass sie da waren. Aber sie schimpften. Ihre schönen Ausgehkleider waren nass vom Blumenwasser. »Was soll denn das wieder heißen?« fragte der Vater. »Jetzt ist die Scheibe kaputt!«
»Und mein Mantel! Sieh dir das an!« rief die Mutter.
»Der Nachtvogel war am Fenster«, sagte der Junge. »Der Nachtvogel hat mit seinem Schnabel ans Fenster gepickt.«
»Unsinn!« sagte der Vater. »Wir hatten den Schlüssel vergessen, und du hast das Schellen nicht gehört. Darum haben wir mit einer Stange vom Bauplatz an dein Fenster geklopft.«
»Es war der Nachtvogel, wirklich!« sagte der Junge. »Der Nachtvogel war es!«

Aber seine Eltern verstanden das nicht. Sie gingen immer wieder am Abend fort und ließen den Jungen allein.
Er hatte immer noch Angst, er hörte immer noch das Rauschen und Rascheln und Knacken. Aber das war nicht so schlimm.
Denn der Nachtvogel kam nie mehr wieder, den hatte er vertrieben. Er selbst hatte ihn vertrieben, er ganz allein.

Die Angst vertreiben

Alpträume

Befreiung

Erfolg

Forderung

Hilflosigkeit

Mauer

Mut

Tür

Überwindung

Zutrauen

Inhalt: *Der 8jährige entdeckt auf dem Dachboden im Haus seines Großvaters eine verschlossene Tür, die nirgendwo hinzuführen scheint und die ihm soviel unbestimmbare Angst macht, dass er sogar Alpträume davon bekommt. Indes, der Großvater weiß einen Weg, dem zu begegnen.*

Durch die Angst hindurchgehen

von Paul Maar

Ich muß damals acht Jahre alt gewesen sein, als ich im Hause meiner Großeltern die Tür entdeckte, die mir Angst machte. Sie befand sich oben auf dem Dachboden des alten Gebäudes.

Es war eine gewöhnliche, braune Tür aus unbearbeitetem Holz. Einige Male war ich schon mit Großvater oben auf dem Dachboden gewesen, aber die Tür war mir noch nie aufgefallen.

»Opa, woher kommt die Tür?« fragte ich.

»Woher soll sie kommen, sie ist schon immer da«, antwortete Großvater gleichmütig. Er suchte unter all dem Gerümpel nach leeren Flaschen.

»Und wohin führt sie?« fragte ich weiter.

»Nirgendwohin«, sagte er, blies den Staub von einer Flasche und stellte sie zu den übrigen in einen Korb.

»Nirgendwohin? Das gibt es doch gar nicht. Ich meine: Wenn man da durchgeht, wo kommt man da hin?«

»Man kann nicht durchgehen.«

»Habt ihr den Schlüssel verloren?« »Nein, sie ist nicht abgeschlossen«, sagte er und lachte ein wenig. »Du kannst sie öffnen, wenn du dich traust, die Spinnweben wegzuziehen.«

Ich trat auf die Tür zu, streckte den Zeigefinger aus und wischte damit die Spinnweben fort, die vom Türgriff herabhingen. Irgend etwas hinderte mich daran, den Griff zu fassen. niederzudrücken und die Tür aufzuziehen.

An diesem Abend konnte ich lange nicht einschlafen. Immer musste ich an die Tür denken, die ich nicht geöffnet hatte und die ins Nirgendwo führte. Schließlich schlief ich doch ein und träumte von einer Tür, aus der eine große Hand griff, die mich hindurchziehen wollte. Ich sträubte mich dagegen, schrie und schlug um mich, bis Großmutter kam und mich wachrüttelte.

Während des Tages vergaß ich die Tür. Aber am Abend im Bett kam die Angst wieder. Und wieder hatte ich einen Alptraum, in dem eine riesige Tür eine Rolle spielte.

»Heute nacht hast du wieder im Schlaf geschrien«, sagte der Großvater beim Frühstück. »Sag schon, was ist da los?«

»Ich fürchte mich vor der Tür«, gestand ich.

»Vor der Tür?« fragte er verständnislos.

»Vor der Tür auf dem Dachboden.« Er schien zu begreifen. »Die Tür, die du aufmachen wolltest und dann doch nicht geöffnet hast«, sagte er. »Da gibt es nur ein Mittel: Wir gehen zusammen nach oben und öffnen sie.«

Er nahm mich an die Hand, und wir stiegen gemeinsam die Treppen hoch zum Dachboden. Vor der Tür blieb er stehen.

»Mach auf!« sagte er.

»Kannst *du* sie nicht aufmachen?« fragte ich.

»Nein«, sagte er. »Wenn man Angst hat, gibt es nur ein Mittel dagegen: Man muß durch die Angst hindurch. Wenn du die Tür öffnest, wirst du dich nie mehr vor ihr fürchten.«

Ich stand vor der Tür und streckte die Hand nach dem Griff aus. Ich fand es lächerlich. Aber ich schaffte es nicht, diese Tür aufzumachen. Mein Mund war trokken, meine Hände zitterten. Ich fühlte Schweißtropfen auf meiner Stirn.

»Bitte, Opa, mach du die Tür auf«, bat ich. Er schüttelte den Kopf. »Du musst es selber tun«, sagte er. Mit einem Ruck riss ich den Türgriff nach unten und zog die Tür auf: Dahinter war nichts als eine rote Backsteinmauer.

»Du hast es geschafft«, sagte Großvater erleichtert. »Siehst du, es ist genauso, wie ich dir gesagt habe, die Tür führt nirgendwohin.«

»Aber warum ist da eine Mauer?« fragte ich. »Früher haben dieses Haus und das Nachbarhaus zusammengehört, man konnte von einem Dachboden zum anderen gehen«, erklärte Großvater. »Als mein Vater das Haus gekauft hat, ließ er die Türöffnung zumauern. Darum ist da jetzt eine Mauer.«

Natürlich habe ich später noch oft Angst gehabt, auch als Erwachsener. Aber Großvaters Rezept, dass man »durch die Angst hindurchgehen müsse«, hat mir immer geholfen.

Die Angst vertreiben

Inhalt: Das Kind entwickelt seine persönliche Angstüberwindungsstrategie: Sich einfach etwas noch viel Schlimmeres vorstellen als das, was im Moment Angst macht.

Positives Denken

Wenn ich Angst habe

von Roswitha Fröhlich

Wenn ich Angst habe, vorm Zahnarzt zum Beispiel,
stelle ich mir schnell etwas viel Schlimmeres vor.
Irgend etwas, was ich noch grässlicher finde,
als zum Zahnarzt zu gehen.
Oder ich rede mir einfach ein,
dass es ja auch sechs Zähne sein könnten,
die behandelt werden müssten.
Oder der Zahnarzt müsste mir die Zähne herausreißen
und nicht nur so'n bisschen
in einem einzigen Loch herumbohren.

Geborgenheit im Haus – im Haus der Welt

Inhalt: Ein Haus kann Zuflucht schenken. Es kann der vollkommene Lebensraum sein. Alles kann man darin machen: Wohnen, schlafen, essen; lachen, weinen, träumen. Man kann die Tür öffnen, um jemand, der willkommen ist, hereinzulassen. Aber man kann sie auch geschlossen lassen, um ganz für sich allein zu sein – still und geborgen.

Alleinsein

Gemeinschaft

Haus

Zuflucht

Tür

Hausspruch

von Gina Ruck-Pauquèt

In meinem Haus,
da wohne ich,
da schlafe ich,
da esse ich.
Und wenn du willst,
dann öffne ich
die Tür
und laß dich ein.

In meinem Haus,
da lache ich,
da weine ich,
da träume ich.
Und wenn ich will,
dann schließe ich
die Tür
und bin allein.

Geborgenheit im Haus – im Haus der Welt

Kinder der Welt

Mutter

Schlaf

Inhalt: In aller Welt finden Kinder, geborgen im Arm ihrer Mutter, einen friedlichen Schlaf, das Indianerkind im Zelt, das afrikanische Kind unterm Grashüttendach, das europäische Kind im Hochhaus, das Chinesenkind unter dem Segel des Hausbootes. Ein tröstliches Gedicht.

Alle Kinder schlafen

von Margaret W. Brown

Indianerkind
im Wilden Westen
hört im Schlaf den Wind
zwischen Blättern und Ästen,
geborgen in Mutters Arm.

Das schwarze Kind
unterm Grashüttendach
tief in Afrika,
es hört in der Nacht,
wie der Löwe brüllt,
die Hyäne lacht;
es schläft auf der Matte,
mit Decken umhüllt,
geborgen in Mutters Arm.

Das weiße Kind
schläft, dem Himmel nah,
unterm Hochhausdach,
und was hört es da?
Hoch oben das Flugzeug
und das Schiff auf dem Meer,
und im Traume summen
Hummeln umher –.
Es spürt nicht den Regen,
es spürt nicht den Wind,
geborgen in Mutters Arm.

Auf schwankendem Schiff
das Chinesenkind,
im Schein der Laterne,
gewiegt vom Wind,
hört den leisen Laut,
den das Segel macht,
und schläft in der stillen
Chinesennacht –
geborgen in Mutters Arm.

Die Kinder schlafen,
wenn Nacht niederfällt,
geborgen bei Mutter in aller Welt.

Geborgenheit durch die Nähe eines liebenden Menschen

Inhalt: Der Vater/ die Mutter nimmt das aus Angstträumen weinend erwachte Kind in die Arme. Zusammen lachen sie die Angst einfach weg. Plötzlich ist da Geborgenheit.

Trösten

Zuwendung

Mitten in der Nacht

von Rolf Krenzer

Mitten in der Nacht
bist du weinend aufgewacht.
Etwas hat dir Angst gemacht.

Ich habe dich in den Arm genommen.
Da ist die Angst einfach fortgeschwommen
und ist auch nicht mehr wiedergekommen.

Genauso haben wir es gemacht:
Wir haben die Angst einfach weggelacht.
Wir zwei
um halb drei
mitten in der Nacht.

Inhalt: Es besteht ein vollkommenes Vertrauensverhältnis zwischen dem Kind und seinem Vater. Auf langen Sommerspaziergängen gibt das Kind sich ganz anheim. Der Vater weiß alles zu zeigen und zu erklären. Das Kind darf alles fragen. Auch zauberhafte, träumerische Dinge. Und der Vater klärt auf: Nur *brave Kinder, die gibt es nicht.*

Fragen

Vater

Verständnis

Vertrauen

Vati und ich

von Mira Lobe

Im Sommer machen wir immer lange Spaziergänge. Wir gehen in den Wald, und Vati zeigt mir die verschiedenen Bäume. Die Birken erkennt man an ihrem silberweißen Stamm. Die Lärchen an ihren weichen Nadeln. Wir gehen zum Bach, und Vati zeigt mir die Blumen am Wasser: Sumpfdotterblume, Wiesenschaumkraut und Vergissmeinnicht. Manchmal legen wir uns mitten in eine Wiese und spielen das »Frag-mich-was-Spiel«. Da darf ich Vati alles fragen, was mir einfällt: Wieso eine ganz gerade Straßenbahn eine runde Kurve fahren kann ... Oder was die Schnecke denkt, die da den Grashalm hinaufkriecht ... Vati sagt: Schnecken denken überhaupt nicht; nur Menschen denken. Ich frage auch, ob es wahr ist, was Onkel Tassilo erzählt: dass es Kinder gibt, die immer, immer brav sind ... »Nein!« sagt Vati. »Die gibt es nicht.«

Geborgenheit durch die Nähe eines liebenden Menschen

Einander annehmen

Ernstnehmen

Gemeinschaftlichkeit

Selbständigkeit

Sich verlassen können

Sich versenken

Träumen

Vertrauen

Inhalt: *Die Innigkeit des Zusammenlebens mit seinem Großvater schenkt dem elternlosen Migi ein tiefes Gefühl von Geborgenheit: Die beiden erledigen allen Haushaltskram gemeinsam. Sie sparen zusammen. Sie lesen zusammen. Sie spielen zusammen. Sie sehen zusammen fern. Sie träumen zusammen. Der Großvater nimmt den Enkel ernst – wie einen erwachsenen Partner.*

Migi und Opa

von Gina Ruck-Pauquèt

Der Migi hat keine Eltern mehr. Er wohnt bei seinem Opa. Viel Geld hat der Opa nicht. Darum kriegt Migi auch kein Fahrrad. Die anderen wollen in den Ferien Radtouren machen.

Der Migi und der Opa nehmen sich am Samstag ihr Taschengeld. Der Opa für Zigarillos und der Migi für was er will. Aber viel ist es nicht.

»'n Abend«, sagt der Migi.

Der Opa nickt. Er brät Weißbrotstücke in Fett aus. Die gibt er dann in die Würfelsuppe. Migi bringt den Mäusen Körner und frisches Wasser. Der Opa hat die Zeitung extra für Migi so hingelegt. Die Fußballergebnisse obenauf.

»Mensch!« sagt der Migi. »Die haben schon wieder verloren«, sagt er. Beim Essen teilen sie sich die Zeitung.

»Bist du beim Pferderennen gewesen?« fragt der Migi.

Der Opa nickt.

»Hast du gesetzt?«

»Ich schau mir das nur an«, sagt der Opa.

Eines Tages wird er setzen. Das wissen sie beide.

Sie essen, stehen auf und spülen schweigend die Teller ab. Dann holen sie das Spiel und spielen zwei Runden. Der Opa gewinnt sie beide.

»Ist heut was?« fragt der Migi.

»Im Zweiten«, sagt der Opa.

Migi stellt den Fernseher an. Dann rückt er die Sessel zurecht.

»Wenn's warm ist, gehen wir abends wieder an den Fluss«, sagt der Migi. »Ja?«

»Klar«, sagt der Opa.

Sie werden am Fluss stehen und ins Wasser starren, bis sie glauben, dass sie Schiffe sind.

Migi kuschelt sich in den Sessel. Es ist ein Abenteuerfilm. Zum Schluss reitet der Held davon, wird immer kleiner. Und nachdem der Opa ausgeschaltet hat, sieht der Migi ihn noch kleiner werden.

Ins Bett geschickt wird der Migi nicht. Der Opa sagt, dass ein Mensch selber wissen muss, wann er müde ist. Und als der Migi dann müde ist, da steht auf dem Hocker zwischen den Betten eine Blechdose mit einem Schlitz drin. ›Fahrrad‹ hat der Opa oben drauf geschrieben.

Und die Dose ist wahrhaftig schon schwer.

Geborgenheit durch die Nähe eines liebenden Menschen

Inhalt: *›Es ist schön und schrecklich, sich mit der Mama zusammen zu fürchten.‹ So kann Nuschi alles aushalten: dass das Licht plötzlich ausgeht, den Gespensterkopf im Puzzle, den Sturm, der geheimnisvolle Klopfgeräusche erzeugt, und die Angst, dass etwas Unheimliches in den Schränken oder unter dem Bett sein könnte.*

Befreiung

Dunkelheit

Gemeinsamkeit

Schrecken

Sich fürchten

Sturm

Überwindung

Unheimliches

Der Spuk

von Gina Ruck-Pauquèt

Es ist Abend. Die Mama sitzt im Sessel und liest die Zeitung. Nuschi hockt auf dem Teppich und legt ein Puzzle. Es ist ein Gespensterpuzzle, und zu einem Gespenst findet Nuschi die linke Kopfhälfte nicht. Draußen stürmt es.
»Ich krieg's nicht fertig«, sagt Nuschi.
Die Mama raschelt mit der Zeitung.
»Was liest du?«, fragt Nuschi.
»Tja«, sagt die Mama, »in einem Dorf im Norden heult jede Nacht um zwölf ein Hund.«
»Der Arme!«, sagt Nuschi. »Warum heult er denn?«
»Das weiß kein Mensch«, sagt die Mama. »Aber das Tollste ist, dass es in dem Dorf überhaupt keinen Hund gibt.«
»Iii«, sagt Nuschi, »das ist aber unheimlich.«

In diesem Augenblick geht das Licht aus. Nur für eine Sekunde.
»Mama!«, schreit Nuschi und klammert sich an ihre Mutter.
»Das ist doch kein Grund zur Aufregung«, sagt die Mama. »Das macht der Sturm.«
Sie liest weiter in der Zeitung. Nuschi wartet noch einen Moment. Dann kehrt sie zu ihrem Puzzle zurück.
»Mama«, sagt Nuschi. Sie hat das Stück vom Gespensterkopf gefunden.
Da klopft es.
Die Mama blickt über die Zeitung hinweg Nuschi an.

Nuschi blickt die Mama an. Ihr ist innen ganz kalt. »Es hat geklopft!«, flüstert sie.
»Das war nicht an der Tür«, sagt die Mama leise.
Nuschi macht keine Bewegung. Es ist schön und schrecklich, sich mit der Mama zusammen zu fürchten.
»Wer ist da?«, sagt die Mama endlich. »Ist da jemand?«
Niemand antwortet. Da kann die Mama trotz ihrer Furcht aufstehen und am Fenster nachschauen. Das hätte Nuschi nie fertiggebracht.
»Es war der Sturm«, sagt die Mama.
Sie guckt ins Nebenzimmer, in die Schränke und unter das Bett. Nuschi springt auf. Jetzt will sie auch was unternehmen. Sie öffnet alle Schubladen, den Backofen und die Kaffeekanne.
»Ist da wer?«, ruft sie.
»Du hast vergessen, in der Zuckerdose nachzusehen«, sagt die Mama.
Sie blicken sich an und lachen.

Geborgenheit in Jesus – in Gott

Angst
Annahme
Freude
Gegenwart
Geheimnis
Hilfe
Jesus
Nähe
Spott
Stottern
Tagtraum
Verständnis

Inhalt: Jesus kann Geborgenheit vermitteln. Gudrun Pausewang erzählt: Der stotternde Stefan hat oft einen Tagtraum: ›Wenn Jesus heute als Mensch zu uns käme, wäre er wohl ganz unauffällig wie alle anderen. Vielleicht ginge er in Jeans und T-Shirts. Aber er würde nicht wie die in meiner Klasse über mein Gestotter lachen. Er würde mich freundlich begrüßen. Er nähme mich an die Hand und wir gingen bummeln. Ich hätte keine Angst mehr. Ich würde nicht mehr stottern. Und sein Gesicht wäre voller Freude.‹

Komm!

von Gudrun Pausewang

Wenn Jesus jetzt als Mensch zu uns käme, würden ihn die meisten Leute nicht erkennen. Er trüge dieses Mal sicher kein langes Gewand. Denn er kleidet sich so, wie sich die Menschen kleiden, unter denen er lebt. Damals trugen alle Leute solche langen Gewänder.

Wenn Jesus jetzt als Mensch zu uns käme, trüge er aber auch keine Krawatte. Jedenfalls kann ich mir das nicht vorstellen. Wahrscheinlich ginge er in Jeans und T-Shirts. Mit seinem langen Haar und dem Bart würde er dann gar nicht auffallen.

Ich aber würde ihn sofort erkennen. Ich würde zu ihm laufen und ihm die Hand geben und sagen: »Guten Tat, Jesus! Schön, dass du da bist.«

Er würde nicht über mein Gestotter lachen, wie die anderen in meiner Klasse. Aber ich würde ja auch gar nicht stottern! Nicht vor ihm. Weil ich keine Angst vor ihm hätte. Ich stelle mir vor, dass er sagen würde: »Da bist du ja, Stefan. Ich habe schon auf dich gewartet.« Und sein Gesicht wäre voller Freude.

Wir würden uns an der Hand halten und durch die Fußgängerzone bummeln. Und die ganze Zeit vergäße ich die Schaufenster – sogar die, in denen Computerspiele zu sehen sind.

Ich würde niemandem verraten, dass du da bist, Jesus, auch wenn mir das schwerfiele. Oder hättest du lieber, dass ich es in alle Welt hinausschreie? Wie du willst, Jesus, ganz wie du willst.

Ich träume oft davon, dass ich dich treffe. Komm, Jesus! Trau dich! Sie werden dir diesmal nichts tun. Ich bin ja bei dir. Fürchte dich nicht!

Inhalt: Manchmal gibt es für das Kind die Erfahrung der Nähe Gottes, manchmal, wenn alles nahezu lautlos still ist – nur die Uhr tickt leise; nur der Regen klopft zart ans Fenster. Es ist wie eine unmerkliche Berührung der Schulter. Es ist wie ein geheimnisvoller Zuspruch: ›Ich bin bei dir. Hab keine Angst!‹

Wenn er mich berührt ...

von Rainer Hohmann

Manchmal,
wenn ich allein bin im Haus
und der Regen laut
an die Scheiben klopft
und die Wanduhr drinnen
die Stunden stille zählt,
stell' ich mir vor,
wie ER mich sachte
berührt an der Schulter
nur einen winzigen
Vogelatemzug lang
und mir sagt, ganz leise:
›Hab' keine Angst.
Ich bin bei dir!‹

Leistungsdruck

Versagens-
ängste

Minderwertig-
keitsgefühle

Horror

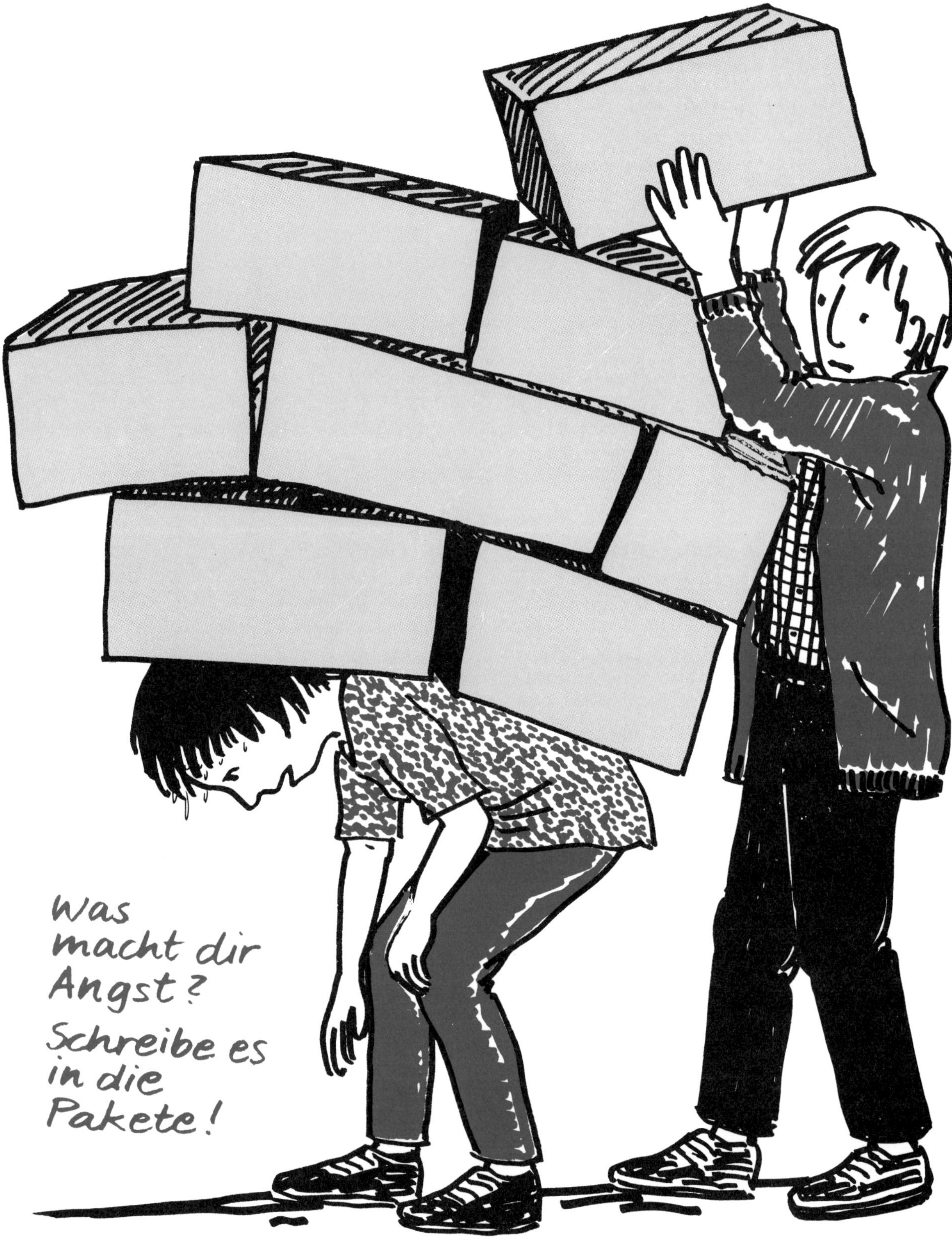

Die ausgefüllten Bilder (anonym) an einer Wand aufhängen. Gemeinsam herausfinden, welche Ängste die Gruppe bewegen und soweit möglich, Abhilfe suchen.

Angst

Flucht

Verfolgung

Bedrängnis

Rettung

Sicherheit

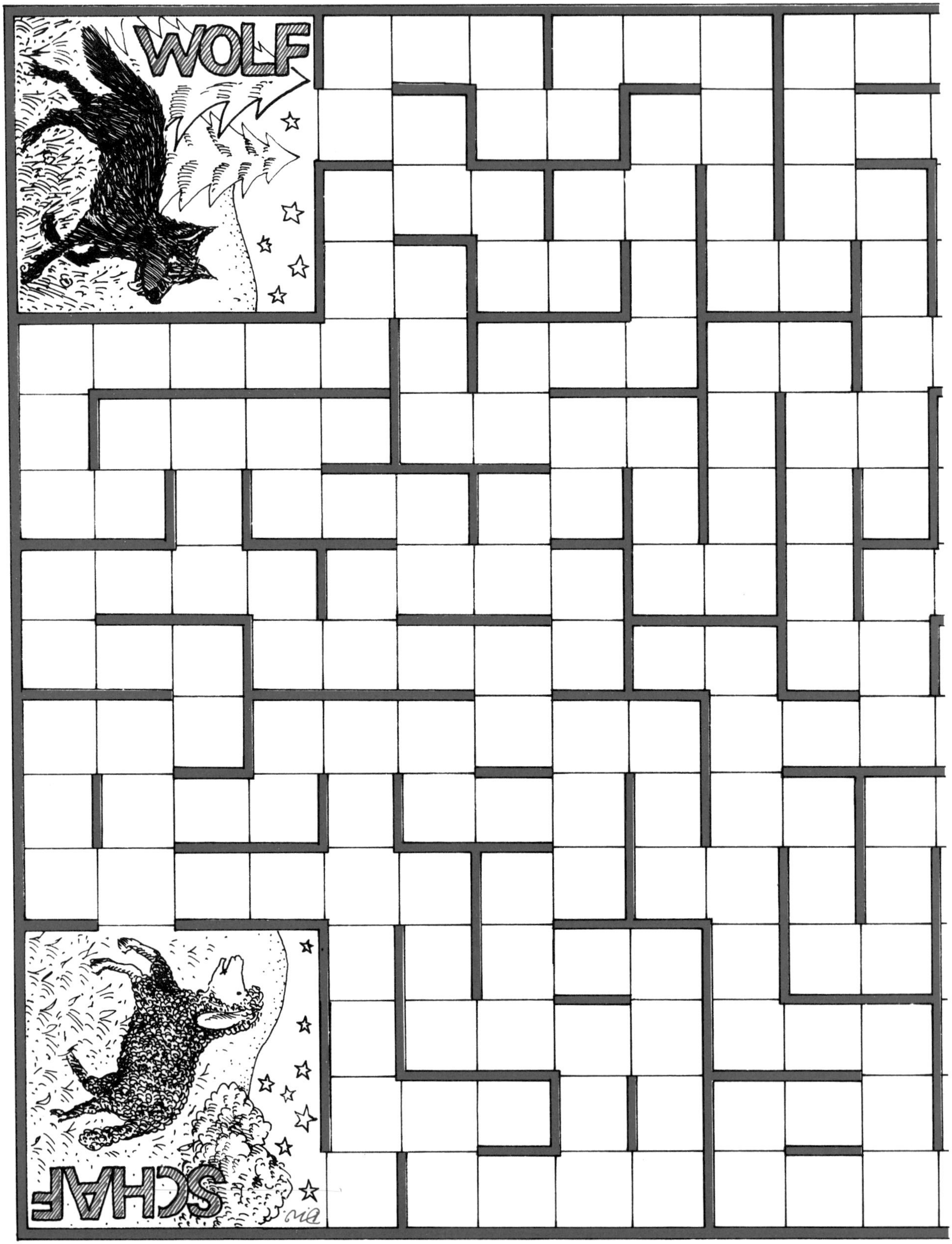

Beim Spiel zu zweit sollten beim zweiten Durchgang die Rollen getauscht werden, damit jeder einmal in der Haut des Flüchtenden steckt.

Das Spiel lässt sich auch mit 4 oder 6 Teilnehmern spielen, wenn 2 Teams zu 2 bzw. 3 Mitspielern gebildet werden, die ihre Spielzüge untereinander beraten dürfen.

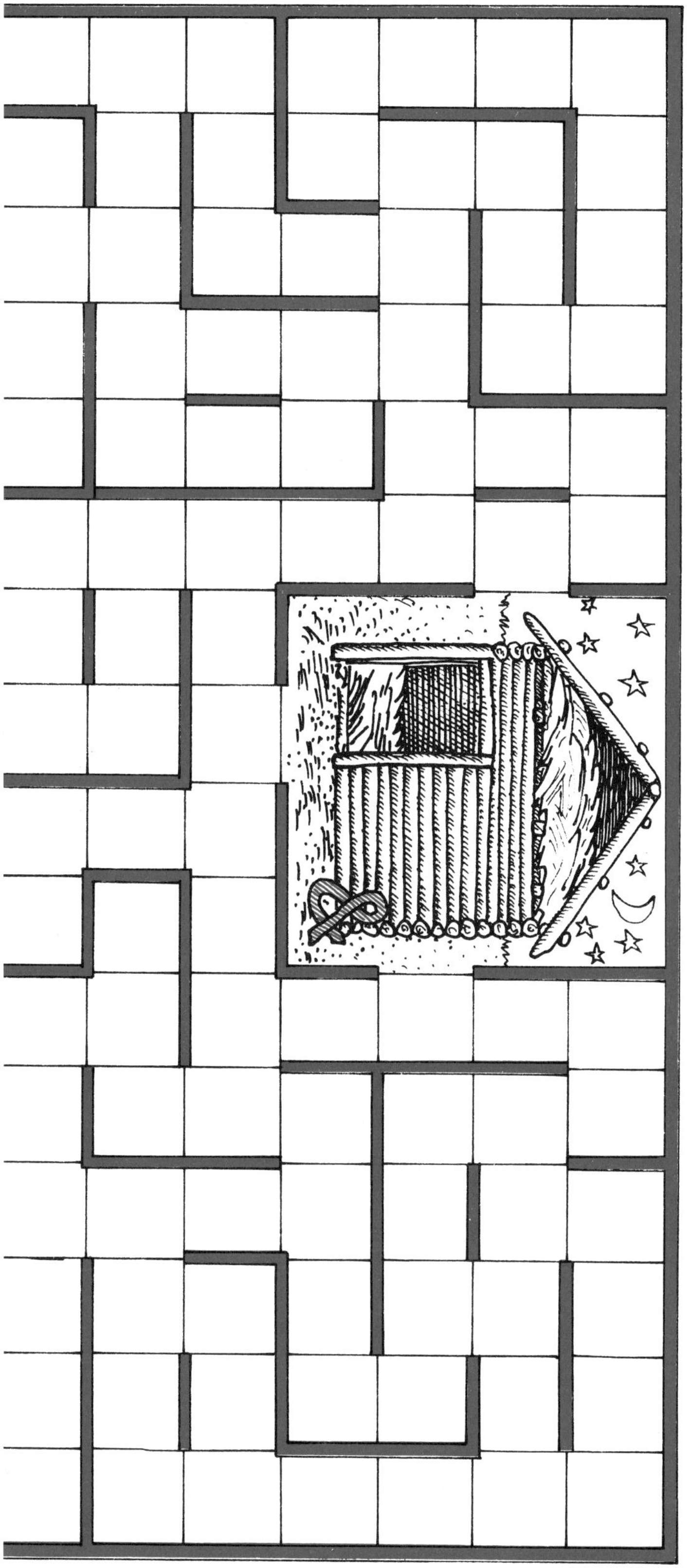

1 Würfelspiel für 2
WOLF & SCHAF
Spielanleitung

MATERIAL: 2 deutlich verschiedene Spielsteine · 1 Würfel

TIPP: Den Spielplan kopieren (dabei vergrößern), auf Pappe kleben und buntmalen!

- Einer ist das Schaf, der andere der Wolf. Es wird abwechselnd gewürfelt. Beide Spieler dürfen vorwärts und rückwärts ziehen. Das Schaf fängt an.
- Holt der Wolf das Schaf auf einem Spielfeld ein, hat der Wolf gewonnen. Erreicht das Schaf vorher den Stall, hat das Schaf gewonnen.
- Denkt euch selbst noch Spielvarianten aus, zum Beispiel: weniger Eingänge zum Stall oder einige Durchgänge im Spielfeld schließen oder mehrere Schafe spielen mit oder pro Spiel 1 „Rettungssprung" über den Zaun für das Schaf in höchster Not oder .....

Diese Doppelseite wurde aus bindetechnischen Gründen durch einen weißen Mittelstreifen getrennt. Bitte die erste Kopie 1:1 als Kopiervorlage paßgenau in der Mitte zusammenkleben.

Angst

Erschrecken

Alleinsein

Erwarten

Verstecken

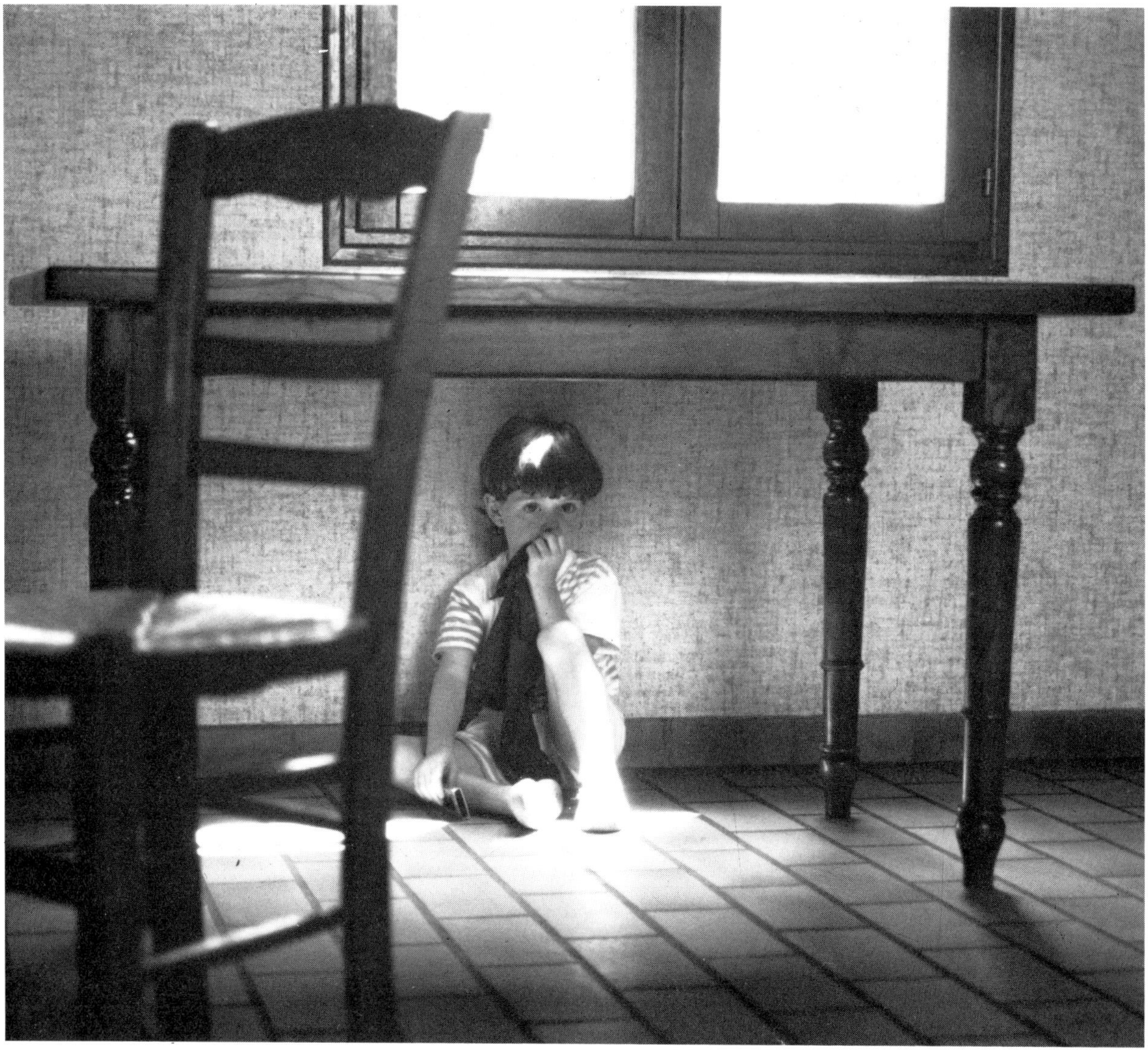

Stell dir vor, du bist dieses Kind.
Was ist passiert? Wovor hast du Angst?
Erzähle/schreibe eine kleine Geschichte
zu diesem Bild.

Angst

Gewalt

Alpträume

Krieg

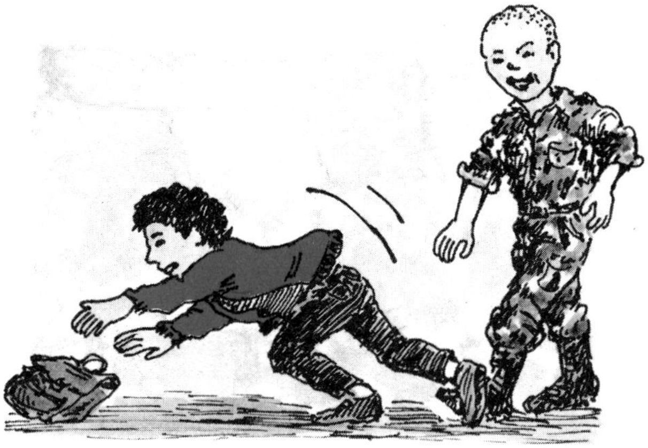

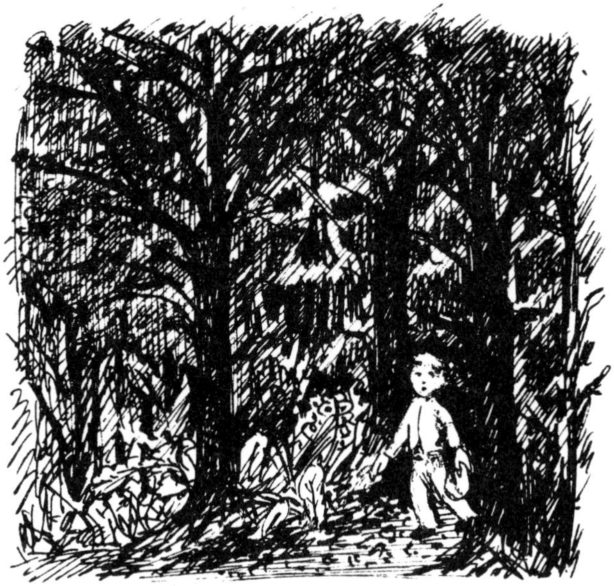

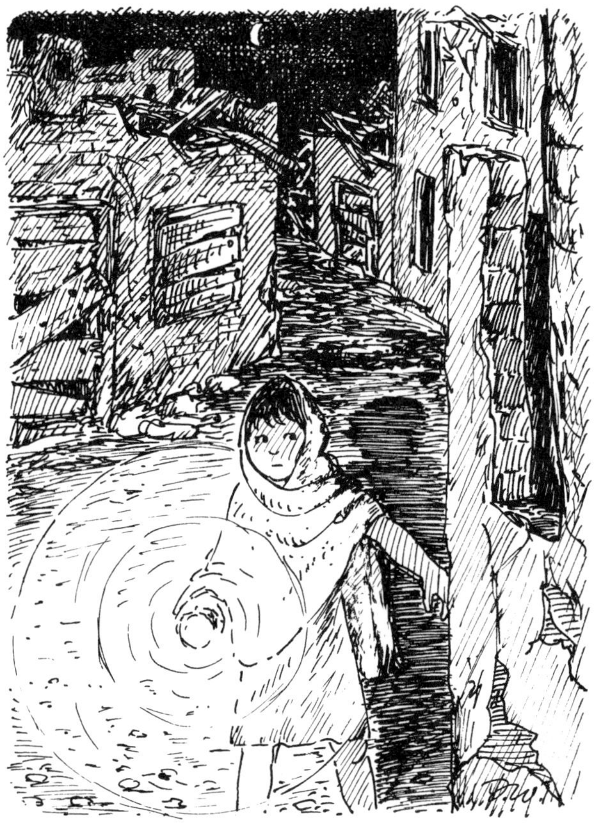

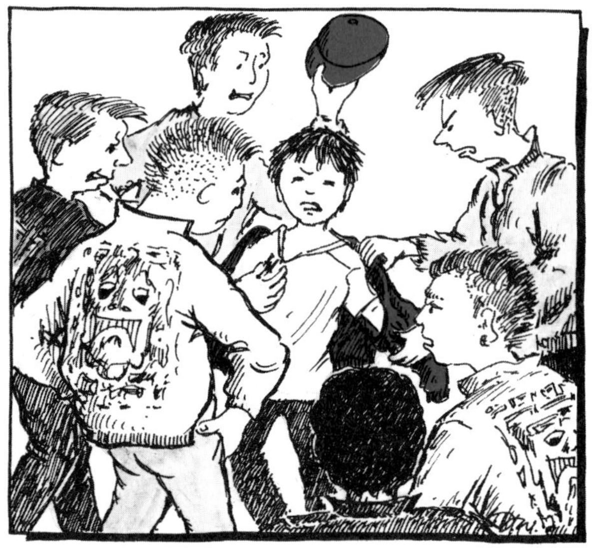

Die Bilder je nach gewünschtem Thema einzeln vergrößern und mit dem Text kombinieren. Thema Bild 1: Ausländerhass/Rechtsradikale, Bild 2: Alpträume/Horror, Bild 3: Krieg, Bild 4: Alle gegen einen.

Die Bildbetrachtung ermutigt die Kinder, sich zu ihren eigenen Ängsten zu bekennen und sich mit ihnen auseinanderzusetzen.

Als ich einmal große Angst hatte …

Wie war das bei DIR?

Male/zeichne auch ein Bild davon!

Angst

Vorurteile

Berührungs-
ängste

Groß und
Klein

Aufeinander
zugehen

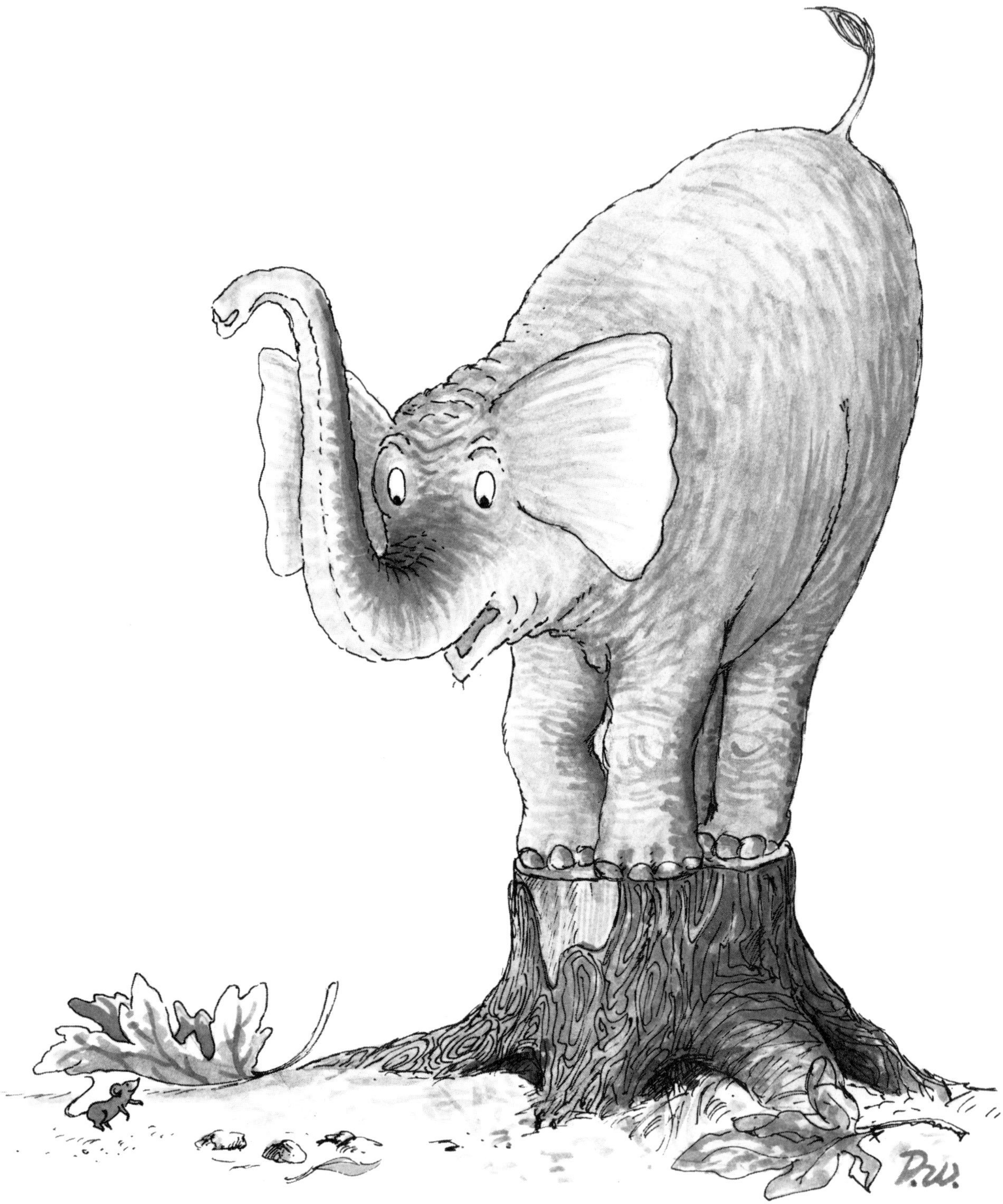

Im Meinungsaustausch herausarbeiten, wie Vorurteile und irrationale Ängste das Leben schwer machen können und wie ihnen durch rationales Wissen beizukommen ist (z.B. Angst vor Gewitter, Insekten, Fremdartigem etc.)

Eine Monstermaus!? Braucht der große ängstliche Elefant eine Brille? Was meinst du?

Angst

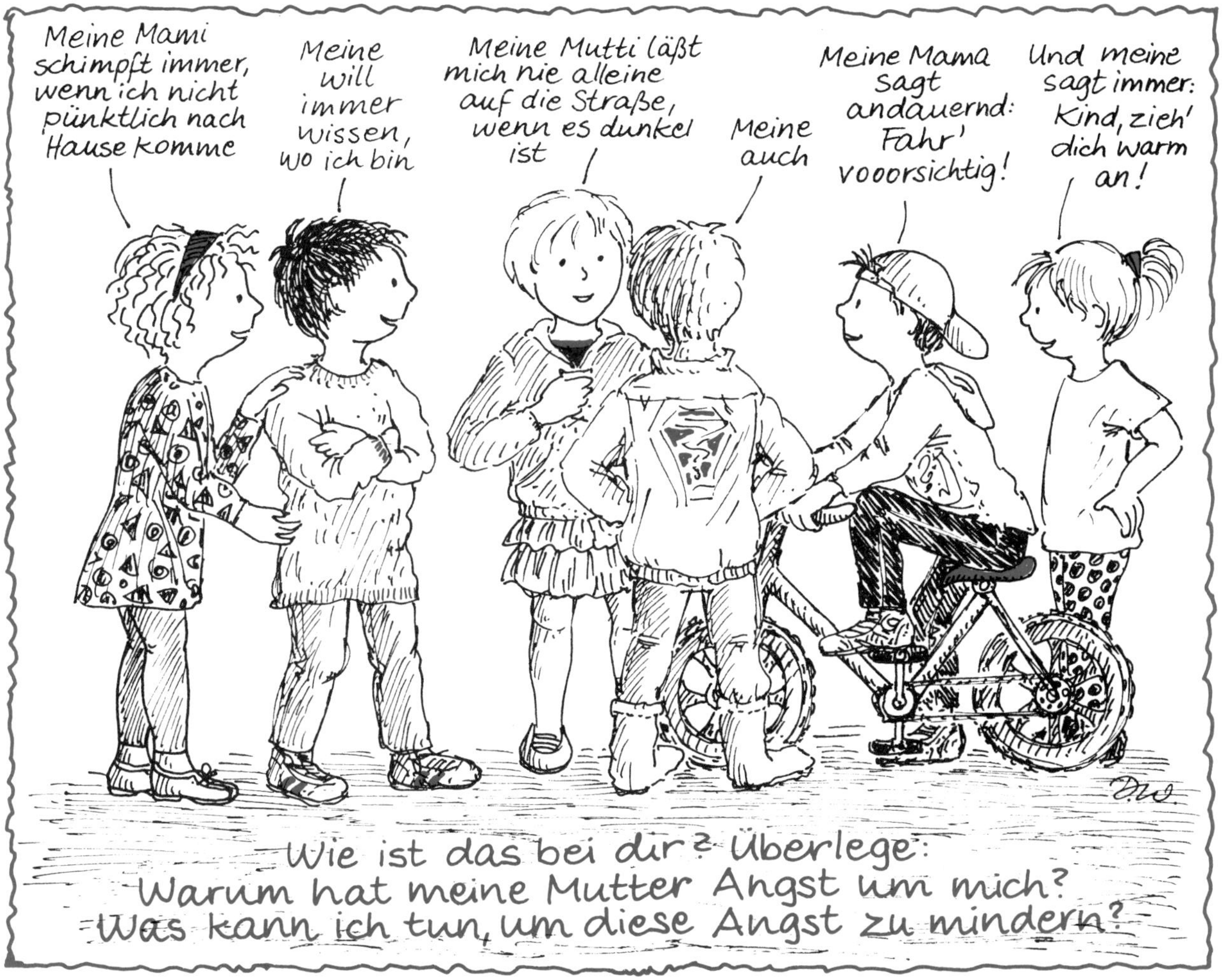

Meine Mami schimpft immer, wenn ich nicht pünktlich nach Hause komme
Meine will immer wissen, wo ich bin
Meine Mutti läßt mich nie alleine auf die Straße, wenn es dunkel ist
Meine auch
Meine Mama sagt andauernd: Fahr' vooorsichtig!
Und meine sagt immer: Kind, zieh' dich warm an!
Wie ist das bei dir? Überlege:
Warum hat meine Mutter Angst um mich?
Was kann ich tun, um diese Angst zu mindern?

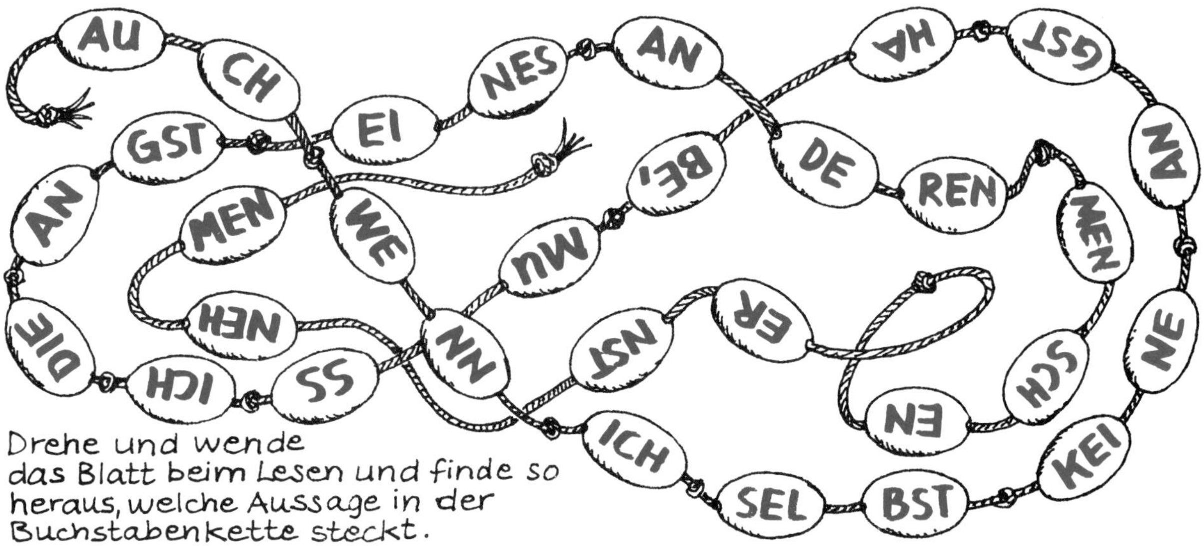

Drehe und wende das Blatt beim Lesen und finde so heraus, welche Aussage in der Buchstabenkette steckt.

Sorge

Verantwortung

Liebe

Verständnis

Verbote

Freiheit

Die Gratwanderung zwischen Behüten und Loslassen ist oft schwierig für Erziehende. Manche Verbote resultieren aus der Sorge und Verantwortung der Eltern für ihre Kinder. Kinder können durch verantwortungsbewußtes Handeln in Alltagssituationen dazu beitragen, dass ihnen größtmögliche Freiheit eingeräumt werden kann.

Angst und Mut

Gewalt

Gewaltverzicht

Zivilcourage

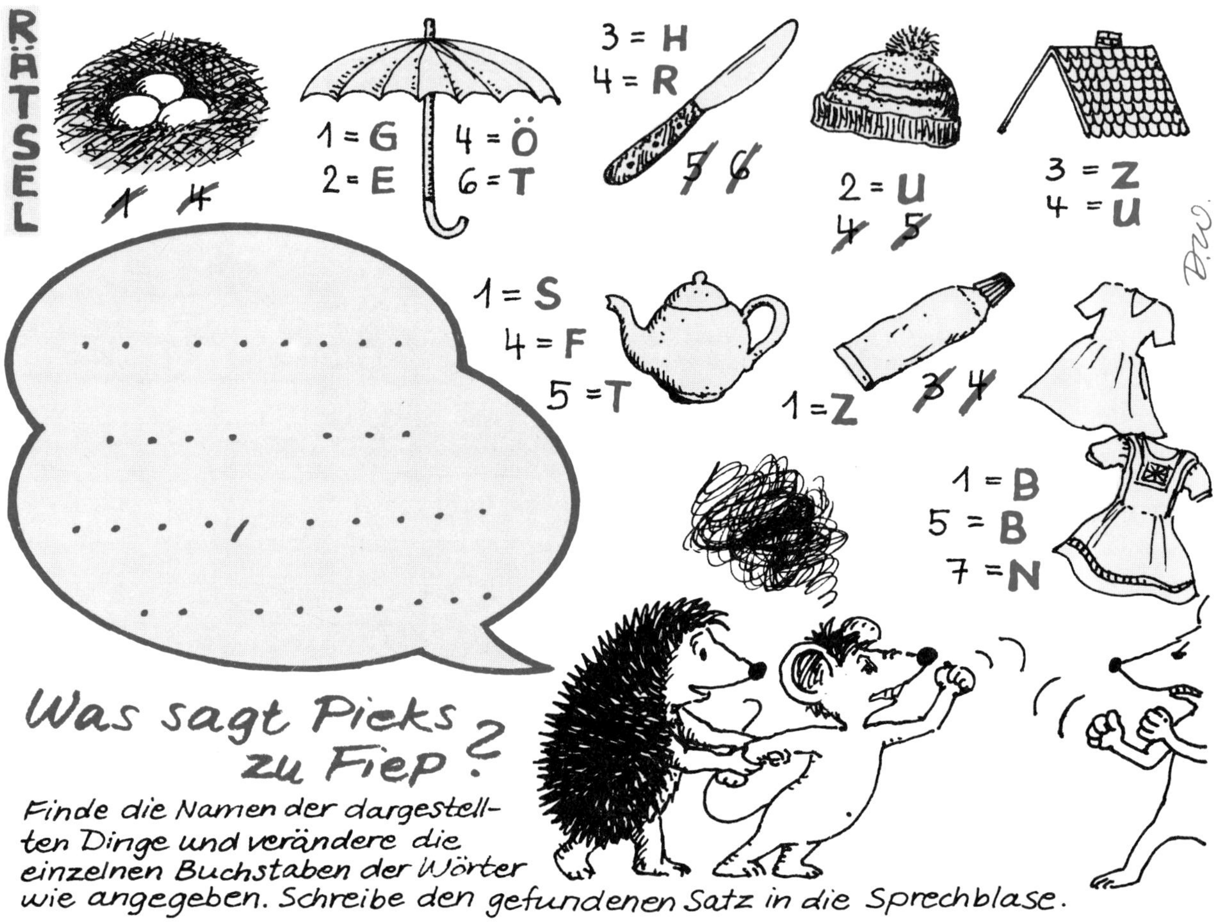
RÄTSEL
1 4
1 = G
2 = E
4 = Ö
6 = T
3 = H
4 = R
5 6
2 = U
4 5
3 = Z
4 = U
1 = S
4 = F
5 = T
1 = Z
3 4
1 = B
5 = B
7 = N
Was sagt Pieks zu Fiep?
Finde die Namen der dargestellten Dinge und verändere die einzelnen Buchstaben der Wörter wie angegeben. Schreibe den gefundenen Satz in die Sprechblase.

Durch beherztes Eingreifen oder Gewaltverzicht läßt sich manches Unrecht verhindern.

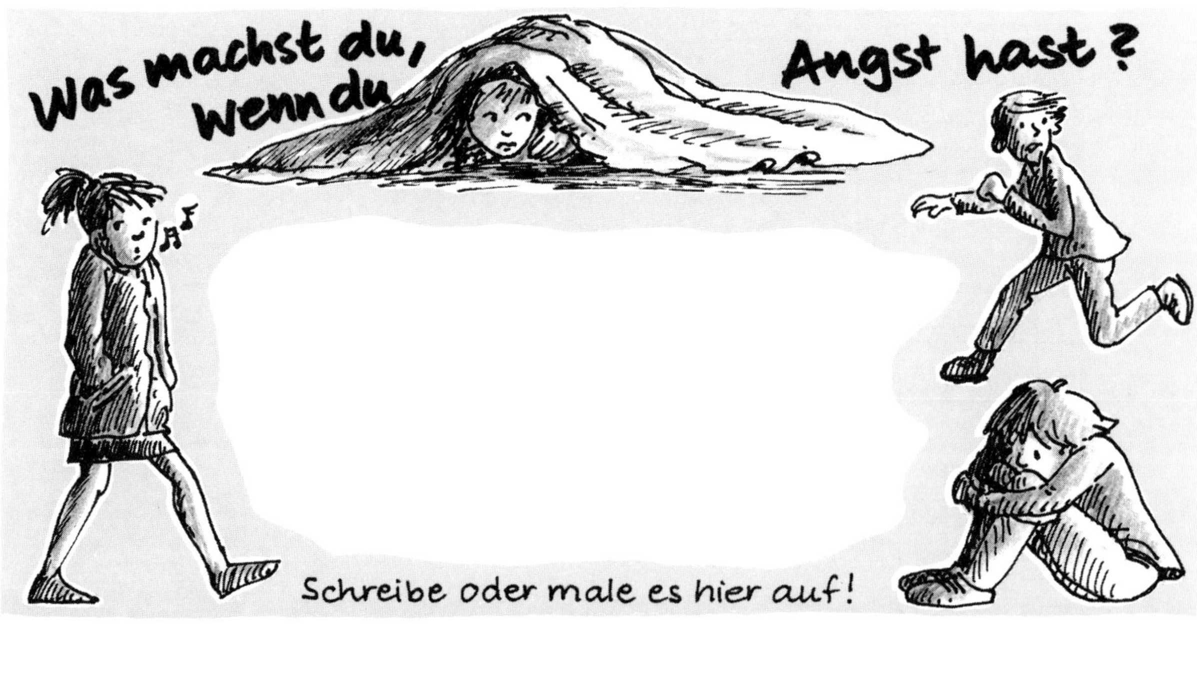
Was machst du, wenn du Angst hast?
Schreibe oder male es hier auf!

Patentrezepte gegen Angst gibt es nicht. Jeder entwickelt seine eigene Strategie, um mit Alltagsängsten fertig zu werden.

Die Ergebnisse der Umfrage miteinander besprechen!

Angst und Mut

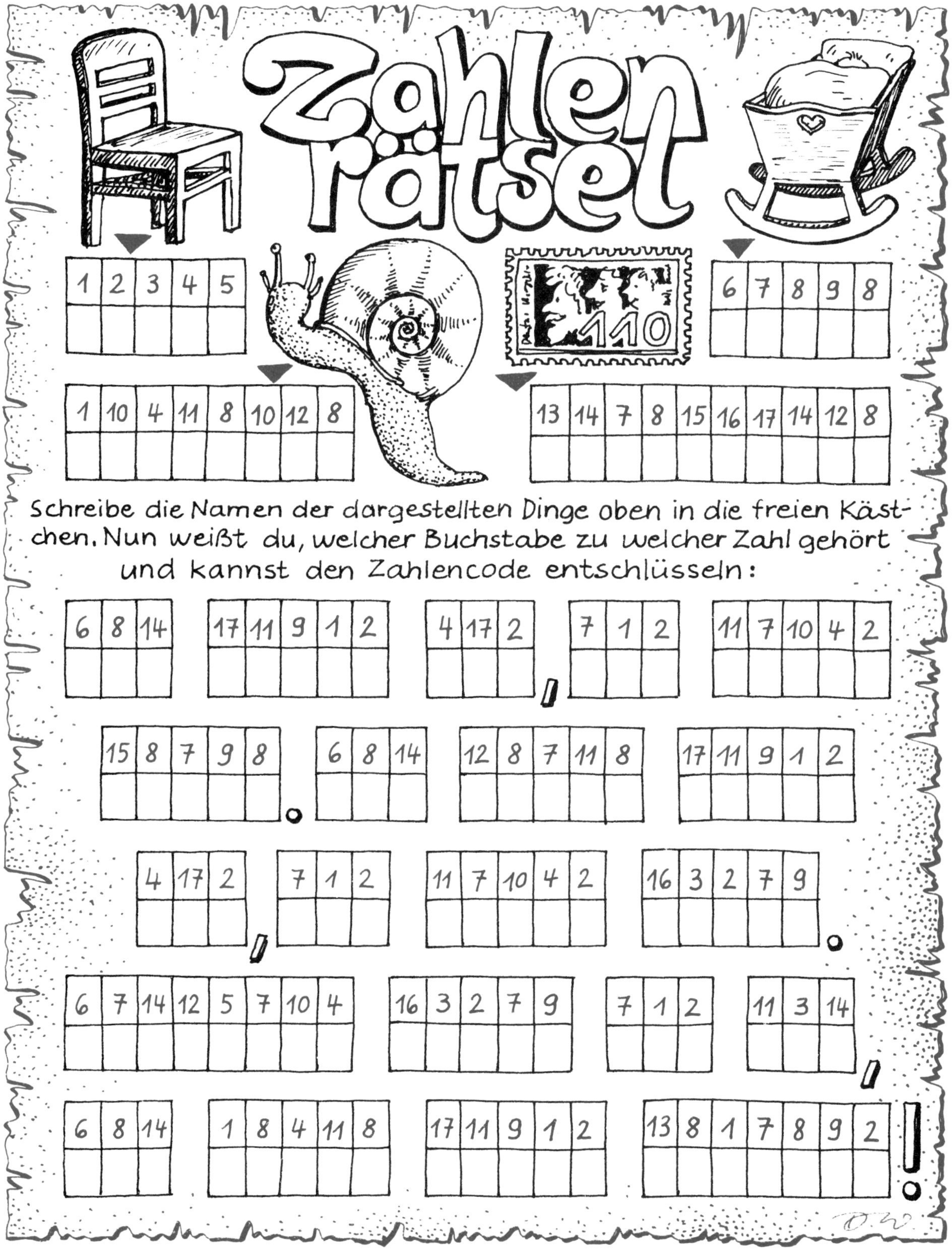

Feigheit

Zivilcourage

Selbstüberwindung

In der Rätsellösung werden drei Behauptungen aufgestellt: Wer Angst hat, ist nicht feige. Wer keine Angst hat, ist nicht mutig. Wirklich mutig ist nur, wer seine Angst besiegt.

Diese Aussagen sollten im anschließenden Gespräch in der Gruppe hinterfragt und an konkreten Beispielen getestet werden.

Die Angst vertreiben

Geister

Gespenster

Geräusche

Einladung zur Gruselparty

- Verkleidet euch so, wie ihr euch Geister und Gespenster vorstellt.
- Die Party findet abends oder in einem verdunkelbaren Raum statt.
- Stellt eine große Kiste mit „Geräuschmaterial" bereit (Töpfe, Deckel, Eimer, Flaschen, Reiben, Ketten, Schlüssel, Papier, Alufolie, Plastiktüten, Papiertüten, Luftballons, Gabeln und was euch sonst noch so einfällt...)
- Abwechselnd versucht ihr, mit diesen Geräten schaurige Geräusche zu erzeugen. Alle anderen raten, wie sie gemacht werden. Dabei muss es natürlich dunkel sein!
- Zum Gespensterkonzert schaltet ihr ebenfalls das Licht aus. Jeder tönt so gruselig er kann. Welches Geräusch macht euch am meisten Gänsehaut?
- Richtet eine starke Lampe aus einiger Entfernung auf eine leere Wand. Jeder versucht, möglichst gruselige Schattenfiguren darzustellen.
- Denkt euch passend zu eurer Verkleidung kleine Gruselgeschichten aus und führt sie den anderen Partygästen als Sketch vor.

Zur Stärkung gibt es rote und grüne Limonade und „Lilaquark" mit Heidelbeeren und „Krachbrot" (Knäckebrot).

EUER GRUSELORCHESTER:

- die eigene Stimme verfremden: ganz hoch quieken, jaulen... ganz tief brummen, röhren...
- in ein langes Rohr heulen
- in leere (Blech) Gefäße stöhnen und wimmern
- mit Schlüsseln, Ketten und ähnlichem rasseln und klirren
- mit Papier/Plastiktüten/Alufolie rascheln und knistern
- mit Gabeln über eine Küchenreibe schaben und kratzen
- über einen Flaschenhals blasen
- mit nassen Fingern über Glasränder und Luftballons reiben
- Papiertüten/Luftballons aufblasen und platzen lassen...

Lasst eurer Fantasie freien Lauf – viel Spaß!

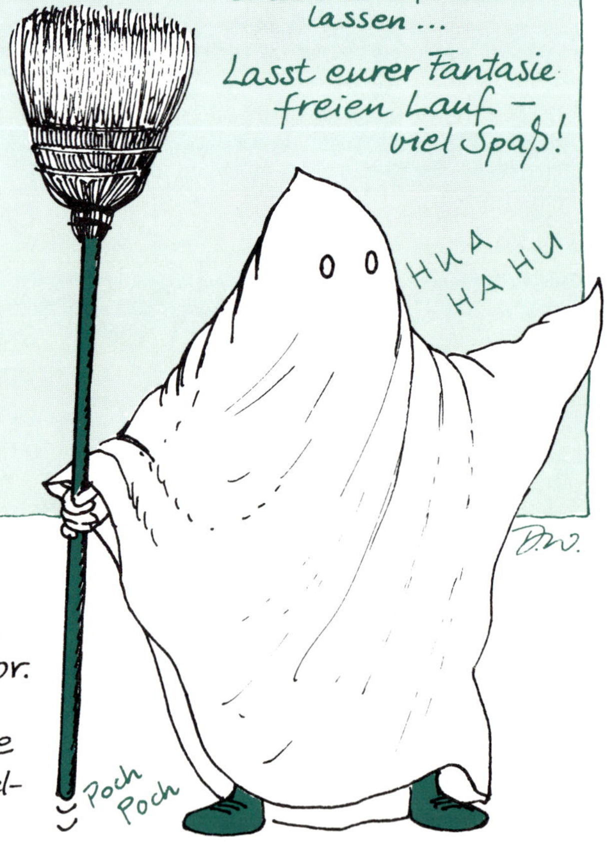

Für Kinder ab ca. 8 Jahren

Ziel: Abbau von Ängsten vor unbekannten Geräuschen und (eingebildeten) Erscheinungen.

Durch gemeinsames Planen und Vorbereiten der Gruselparty wird der Realitätsbezug gewahrt. Auch während des Geschehens sollte immer wieder auf Ursache und Wirkung hingewiesen werden.

Helfen

Miteinander

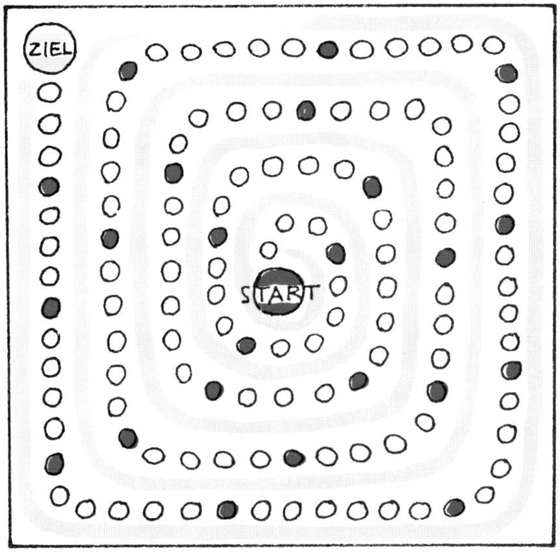

ca. 120 Spielfelder und ca. 20 Ereignisfelder = ●

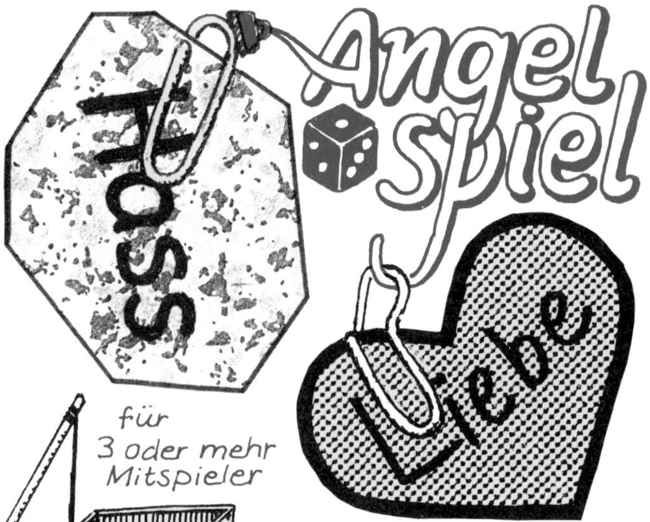

für 3 oder mehr Mitspieler

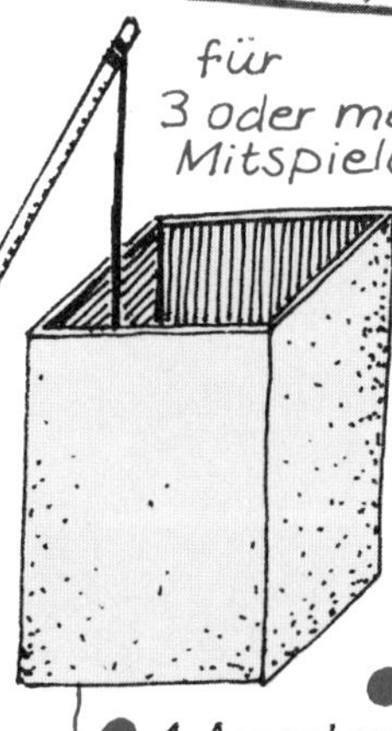

SO WIRD GESPIELT:

Alle Spielsteine stehen auf dem Startfeld. Es wird reihum gewürfelt. Wer auf einem Ereignisfeld landet, darf im Teich angeln:

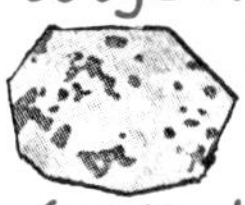

Wer einen Stein angelt, legt ihn auf dem Ereignisfeld ab und muss nun warten (mit dem Würfeln aussetzen), bis er von einem Mitspieler erlöst wird oder sich selbst befreien kann. Deshalb darf er in jeder Runde 1x sein Glück am Angelteich versuchen. Angelt er einen weiteren Stein, wird dieser zum anderen auf das Ereignisfeld gelegt. Angelt er ein Herz, hat er sich selbst befreit und darf wieder mitwürfeln.

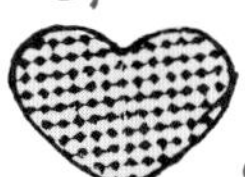

Wer ein Herz angelt, kann damit einen Stein erlösen, d.h. sich selbst oder einem Mitspieler das Weiterziehen ermöglichen. Das Stein-Herz-Paar darf er behalten. Ist kein Stein auszulösen, wandert das Herz zurück in den Teich und der Spieler darf nochmals würfeln.

Das Spiel ist zu Ende, wenn alle Mitspieler das Ziel erreicht haben oder wenn der Angelteich leergeangelt ist. Sieger ist, wer am Ende die meisten Stein-Herz-Paare gesammelt hat.

VARIANTE: Spielablauf wie beschrieben, jedoch kann ein Herz einen Stein nur dann auslösen, wenn die jeweiligen Aussagen sich ergänzen bzw. sinngemäß zueinander passen.

DAS WIRD GEBRAUCHT:

- 12 Steine und 12 Herzen, aus Pappe ausgeschnitten
- Filzstifte zum Beschriften
- 24 Büroklammern
- 1 Angel mit Drahthaken oder Magnet
- hoher kleiner Pappkarton o.ä. als Angelteich
- 1 Spielstein pro Mitspieler
- 1 Würfel
- Spielplan etwa 80x80 cm groß auf feste Pappe aufmalen (siehe Beispiel), beliebig farbig ausgestalten.

✷ Die Steine und Herzen mit Aussagen beschriften: Was macht uns Angst? Was vertreibt die Angst? z.B. Ablehnung - Anerkennung, streiten - versöhnen, Tadel - Lob, ausgrenzen - einladen, beschimpfen - freundlich sein ...

Ziel des Spiels ist nicht, als Erster am Ziel anzukommen, sondern sich gegenseitig zu helfen, dass *alle* das Ziel erreichen können und niemand zurückgelassen wird. Während des Spiels wird deutlich, wie Angst blockieren kann und wie schwer es manchmal ist, sich davon zu befreien.

Mut

MASKEN ZAUBER

MATERIAL:

pro Kind 1 braune Papier-Einkaufstüte oder ähnliches • Plakafarben • Pinsel • Schere • beliebiger „Zauberstab" • Gong oder Musik aus dem Recorder

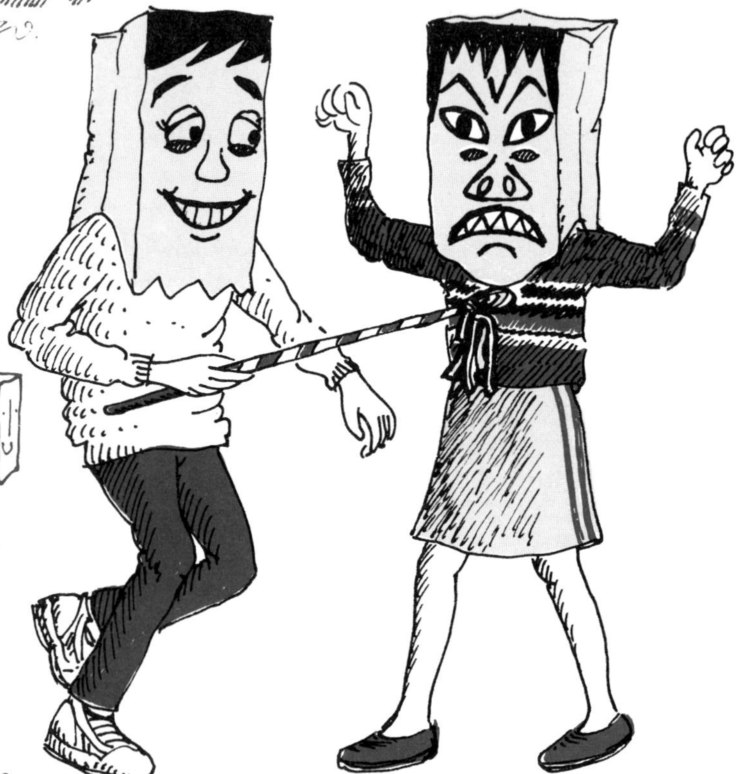

HERSTELLUNG:

Jedes Kind malt mit Plakafarben auf eine Seite der Papiertüte ein Gesicht, vor dem sich alle erschrecken sollen, ein ANGST-Gesicht. Nach dem Trocknen kommt auf die Rückseite ein freundliches und fröhliches Gesicht, ein MUT-Gesicht.
Die Masken anpassen (evtl. an den Schmalseiten Rundbögen für besseren Schultersitz ausschneiden) und bei beiden Gesichtern in Augenhöhe Sehschlitze oder Sichtlöcher anbringen.

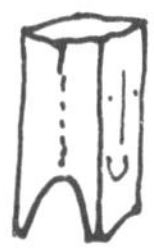

DAS SPIEL:

Ein Kind wird ausgelost. Alle anderen Kinder setzen ihre ANGST-Maske auf, bilden mit dem Rücken nach innen einen Kreis und geben schaurige Geräusche von sich. Das ausgeloste Kind setzt seine MUT-Maske auf, nimmt den Zauberstab und läuft außen um den Kreis herum. Sobald der Gong ertönt (die Musik abbricht), berührt es das gerade vor ihm stehende Kind mit dem Zauberstab und nennt dabei, was Angst vertreiben kann (Freundschaft, Zärtlichkeit, Zusammenhalten usw.). Das verzauberte Kind dreht seine MUT-Maske nach vorne, verlässt den Kreis und bekommt den Zauberstab. Beide Kinder umrunden den nun wieder geräuschvollen Kreis, bis wiederum der Gong ertönt. Das nächste Kind wird verzaubert und schließt sich den beiden anderen an...
So wird im Verlauf des Spiels der innere Kreis immer kleiner und der äußere immer größer, bis schließlich alle Kinder ihre MUT-Maske tragen und einen fröhlichen Kreis bilden.

Die Masken können auch für Pantomimen und Stegreiftheater verwendet werden.

Das Maskenspiel eignet sich auch zur Aufführung vor Publikum und ist übertragbar auf das Thema »Angst vor Fremden – Fremdheit überwinden – Gastfreundschaft«.

Geborgenheit

Licht

Zuhause

Vertrauen

Angst vor Dunkelheit

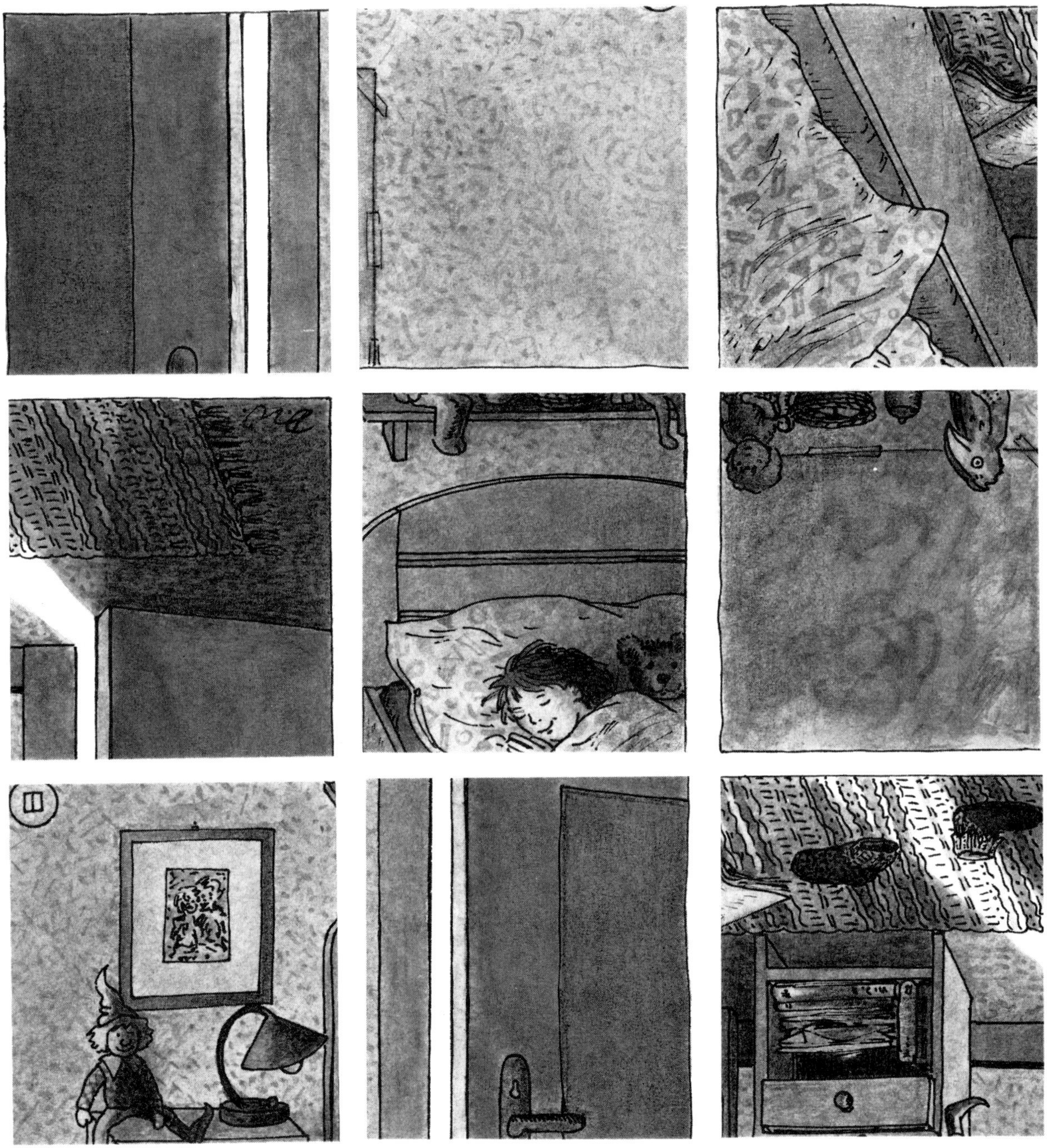

Nachdem die Kinder das Legebild geordnet und aufgeklebt haben, erzählen sie von eigenen Erfahrungen.

Bei älteren Kindern ist die Vorlage als Einstieg in ein Gespräch über »Zuhause – Unbehaustheit« nutzbar.

LEGEBILD: Die Vorlage beim Kopieren möglichst vergrößern (auf ca. 20 cm Breite). Alle 9 Teile des Legebildes randlos (!) mit einer Schere ausschneiden und zum zusammenhängenden Bild ordnen, anschließend auf einem DIN A4-Blatt nahtlos aufkleben.

Geborgenheit

Alleinsein

Aufeinander zugehen

Helfen

Trösten

Gemeinsam erarbeiten

Wie gelingt es den Kindern, ihre Vorschläge im eigenen Leben zu verwirklichen?

Hab' keine Angst – ich bin bei dir!

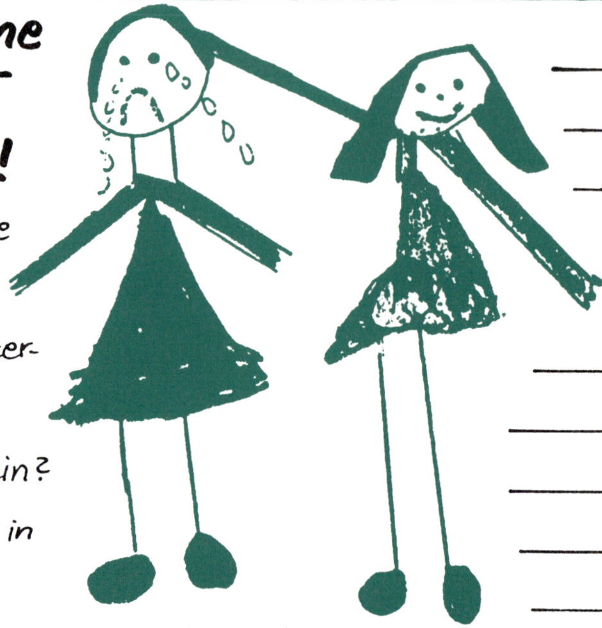

Es gibt viele Möglichkeiten, diese Botschaft weiterzugeben ...

Welche fallen dir ein?

Schreibe sie in die freien Zeilen!

Vertrauen

Mut

Rätsel

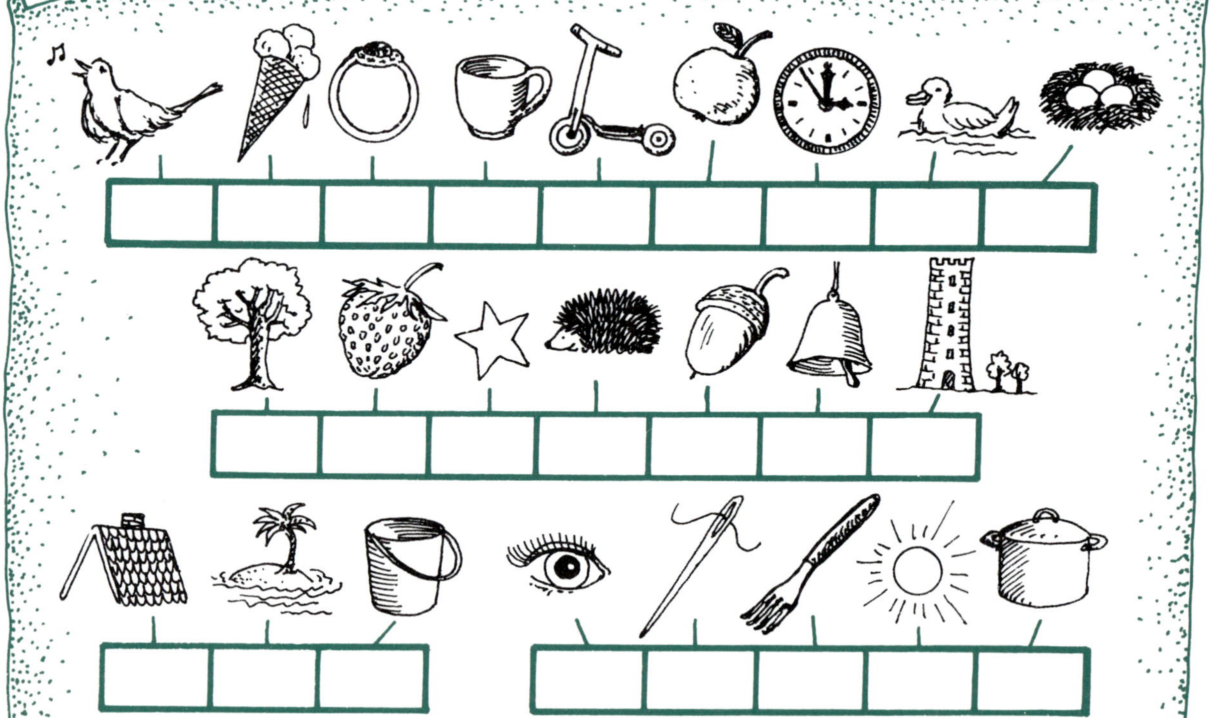

Finde die Namen der abgebildeten Dinge und schreibe ihre Anfangsbuchstaben in die Kästchen, dann erfährst du etwas Tröstliches.

D.W.

Lösungssatz: »Vertrauen besiegt die Angst.« Vertrauen macht Mut, sich anderen Menschen zu öffnen: ihnen von den eigenen Ängsten zu erzählen oder sie um Hilfe bitten.

Familie

Gemeinschaft

Danken

Miteinander

Freundschaft

Alleinsein

Rätsel

Suche die Namen der abgebildeten Dinge waagrecht und senkrecht im Buchstabenfeld. Streiche sie durch oder male die betreffenden Kästchen farbig aus.

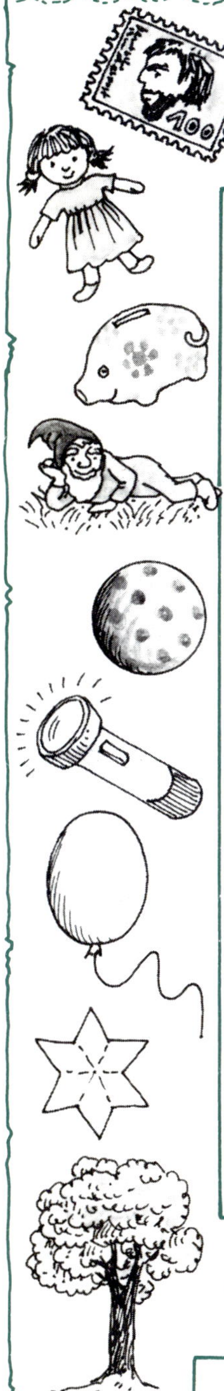

	D	S	T	E	R	N	A	N	
L		K	A	E	D	A	SS		G
U	T	A	S	C	H	E	S	I	A
F	Ü	C	C			H	P	N	R
T	R	I	H			C	A	H	T
B	R	I	E	F	M	A	R	K	E
A	H	A	N	D	H	O	S	E	N
L	B	A	L	L	T	R	C	R	Z
L	A	A	A			A	H	Z	W
O	U	L	M			U	W	E	E
N	M	L	P	U	P	P	E	E	R
I		N	E	H	B	E	I		G
	I	B	I	R	N	E	N	N	

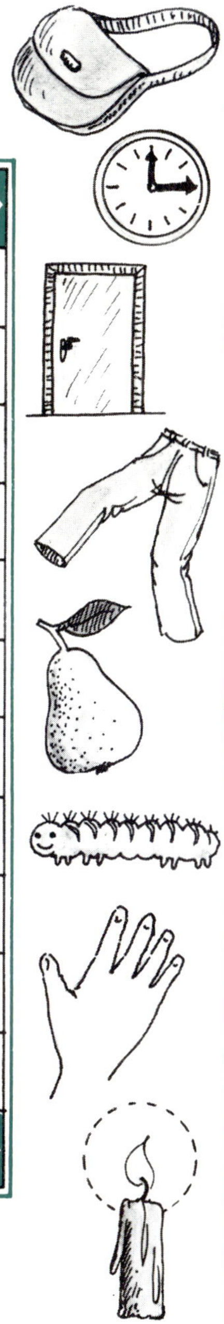

Die übriggebliebenen Buchstaben ergeben – der Reihe nach waagrecht von oben nach unten gelesen – den Lösungssatz. Schreibe ihn hier auf:

Die Rätsellösung »Danke, dass ich nicht allein bin« bietet den Einstieg in ein Gespräch über Verlassensängste. Wenn wir den Lösungssatz hinterfragen: Wem danke ich? Warum bin ich nicht allein? finden wir heraus, dass wir, auch wenn wir im Moment vielleicht allein sind, als Teil einer Familie, einer Glaubensgemeinschaft und eines Sozialgefüges nicht wirklich allein sind. Mit dieser Erkenntnis lässt sich kurzfristiges Alleinsein besser ertragen.

Geborgenheit

Nest

Haus

Zuflucht

Pieks und Fiep haben ein Haus gebaut. Verbinde die Punkte von 1 bis 130 mit einem Stift, dann weißt du, wie es aussieht:

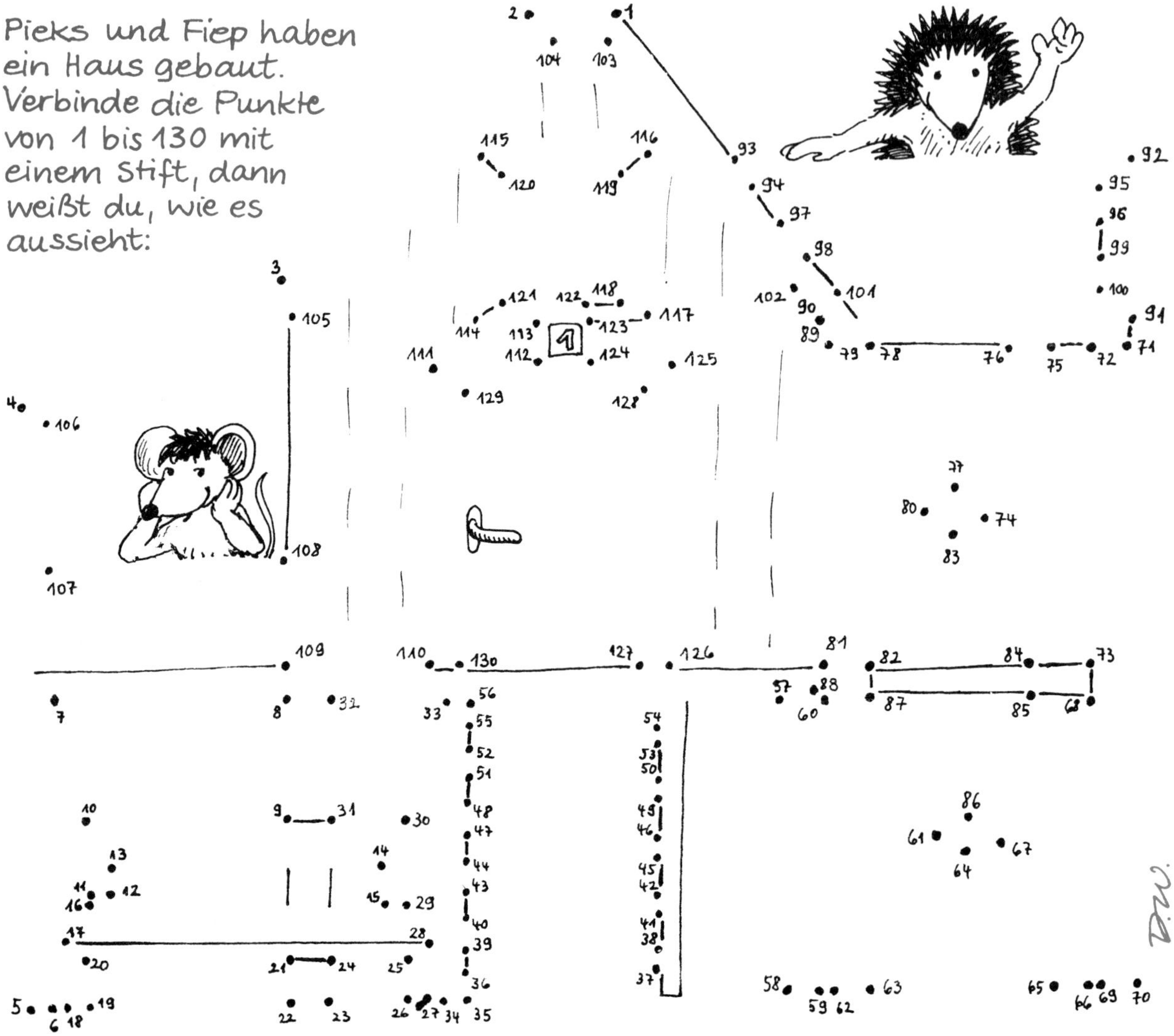

Alle Kinder haben ein Grundbedürfnis nach Nestwärme. Mit Vorliebe bauen sie sich fantasievolle, oft winzige Buden, »Wohnungen« und »Häuser«, in denen sie Geborgenheit erleben.

Aussehen und Bauweise dieser Buden können uns viel über ihre »Baumeister« mitteilen.

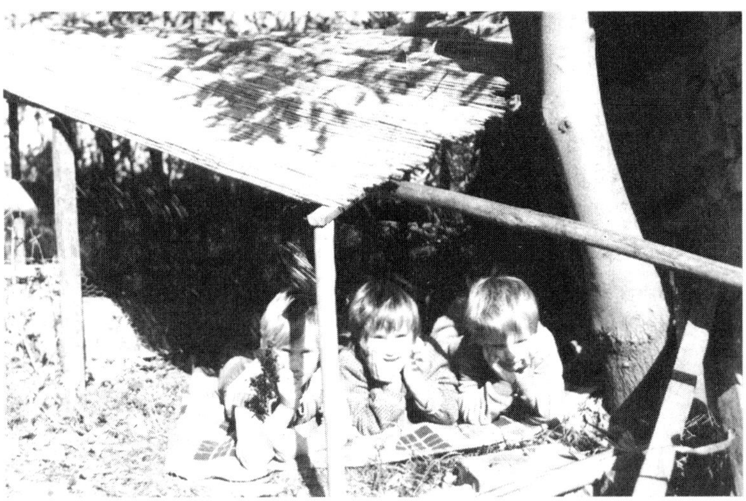

Eine Bude bauen – hast du das schon einmal gemacht? Wie sah/sieht deine Bude aus? Wie sähe deine Traumbude aus, wenn du dir eine bauen könntest? **Male sie!**

Gott

Glauben

Schutz

COLLAGE

Ausgeschnittene Fotos aus Zeitungen und Zeitschriften zu plakativen Aussagen auf Postkarten und/oder Wandpostern (je nach vorhandenem Fotomaterial) zusammenstellen.

THEMA:
Gottes Hände tragen mich/uns/die Welt

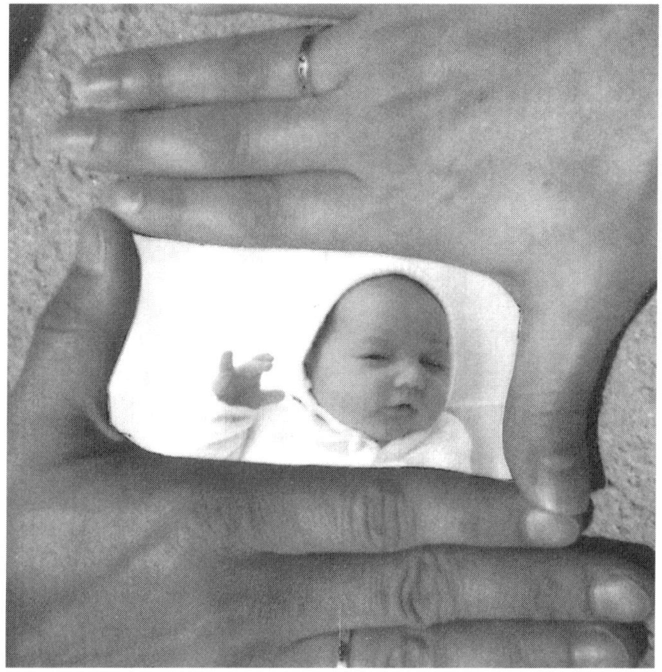

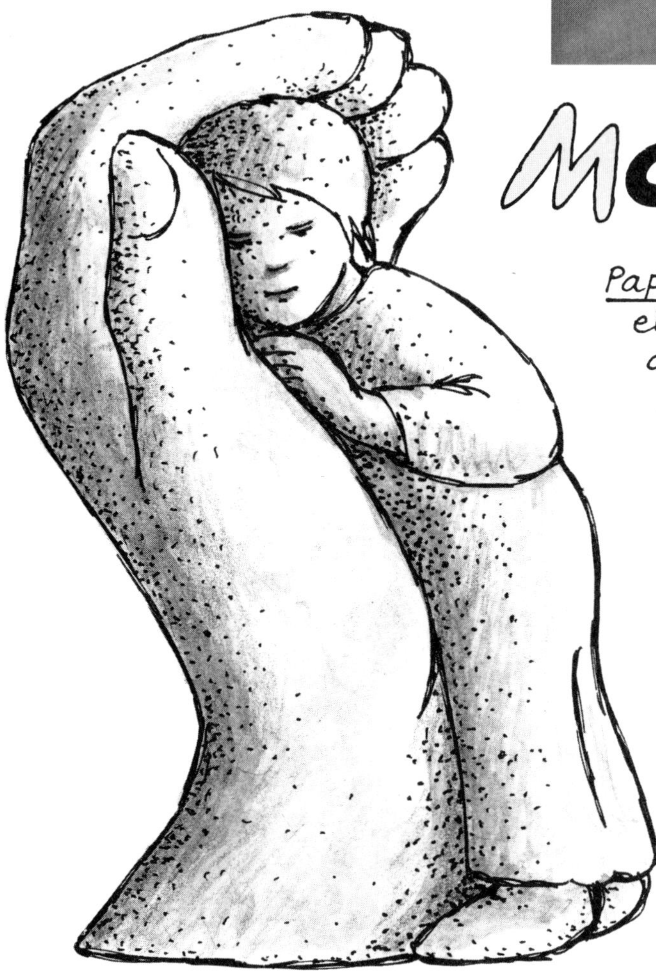

MODELLIEREN

Pappmaché: Mit einer Flachzange ein Trägergerüst aus Maschendraht zurechtbiegen. Dieses kreuz und quer mit in Tapetenkleister getränkten Zeitungspapierstreifen bekleben und die gewünschte Form herausmodellieren.

Salzteig: Aus 4 Tassen Mehl, 1 Tasse Salz, 1 Teelöffel Glyzerin (Apotheke) und ca. 1 1/2 Tassen Wasser einen geschmeidigen Teig kneten und daraus die Figuren formen.

Nach dem Durchtrocknen die Werke mit Plakafarben bemalen, evtl. auch farblos überlackieren.

Das Thema »Geborgenheit in Gott – Gottes Hände tragen/behüten mich/uns/die Welt« wird kreativ entfaltet. Modellieren mit Salzteig ist auch für kleinere Kinder geeignet, Collage und Pappmaché-Skulpturen eher für größere.

Geborgenheit

Freundschaft

Vertrauen

Gewitter

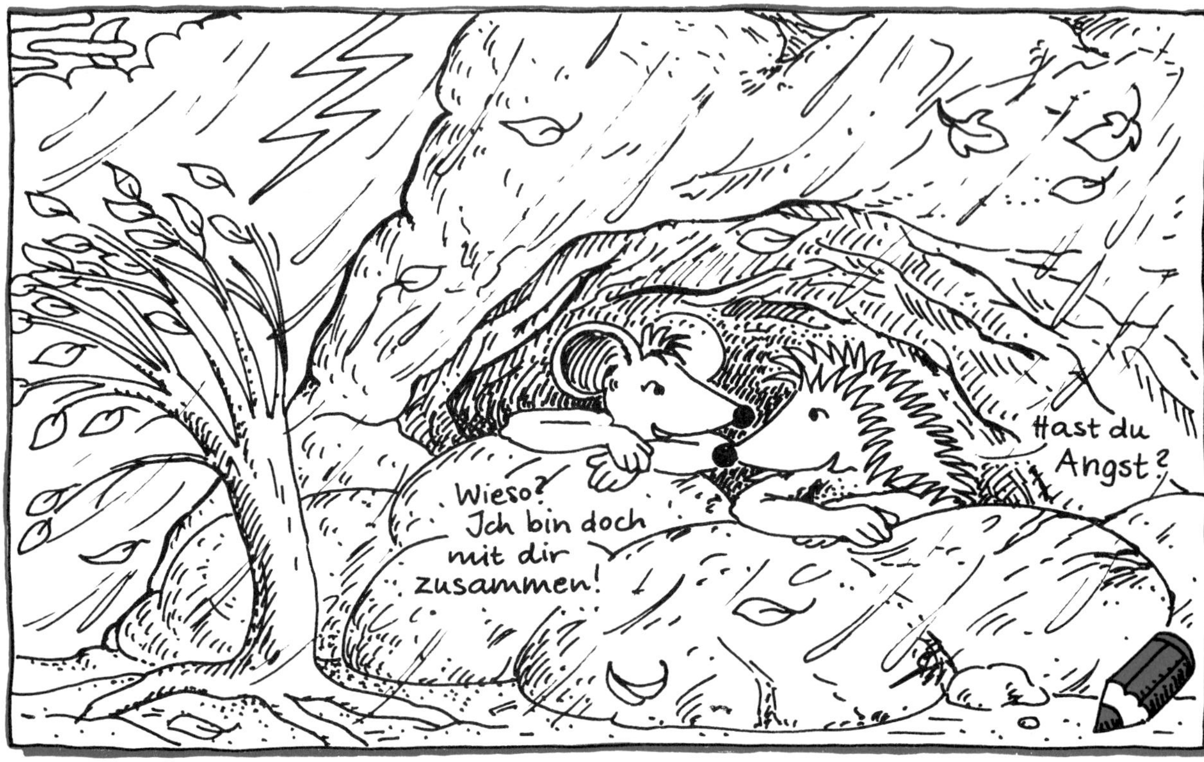

Mindestens in doppelter Größe kopieren! Beim Ausmalen erzählen die Kinder von ihren eigenen Erfahrungen.

Gott

Liebe

Frieden

Segen

Gottes Hände sind wie ein großes Zelt

Text: Hans-Jürgen Netz, Musik: Fritz Baltruweit

© tvd-Verlag Düsseldorf

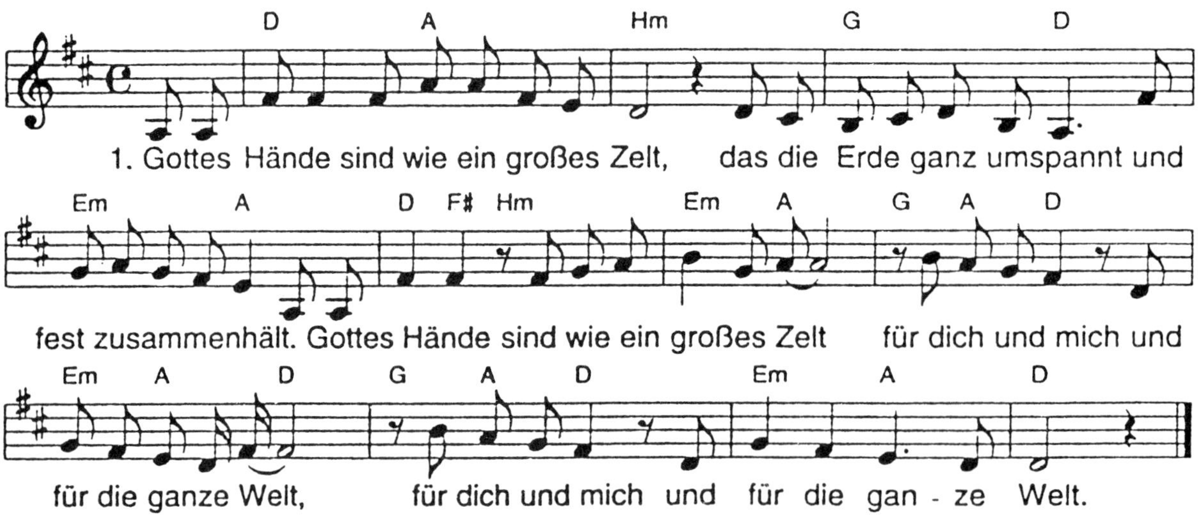

2. Gottes Liebe ist wie ein großes Zelt ...
3. Gottes Frieden ist wie ein großes Zelt ...
4. Gottes Segen ist wie ein großes Zelt ...